传统养生书系

汉方食疗

养生智慧

主编 张 勋 张湖德 张 滨

中国科学技术出版社
CHINA SCIENCE AND TECHNOLOGY PRESS
北京

图书在版编目（CIP）数据

汉方食疗养生智慧 / 张勋，张湖德，张滨主编．—北京：中国科学技术出版社，2018.1

ISBN 978-7-5046-7673-3

Ⅰ．①汉… Ⅱ．①张… ②张… ③张… Ⅲ．①食物养生 Ⅳ．① R247.1

中国版本图书馆 CIP 数据核字（2017）第 226392 号

策划编辑	焦健姿　王久红
责任编辑	黄维佳
装帧设计	华图文轩
责任校对	龚利霞
责任印制	马宇晨

出　　版	中国科学技术出版社
发　　行	科学普及出版社发行部
地　　址	北京市海淀区中关村南大街 16 号
邮　　编	100081
发行电话	010-62103130
传　　真	010-62179148
网　　址	http：//www.cspbooks.com.cn

开　　本	720mm×1000mm　1/16
字　　数	184 千字
印　　张	10.5
版、印次	2018 年 1 月第 1 版第 1 次印刷
印刷公司	北京威远印刷有限公司
书　　号	ISBN 978-7-5046-7673-3 / R·2108
定　　价	29.50 元

编著者名单

主　编　　张　勋　张湖德　张　滨

副主编　　曹启富　任晓燕　张　煜

编　者　　高延培　杨凤玲　张　华

　　　　　宋一川　李鸿涛　王铁民

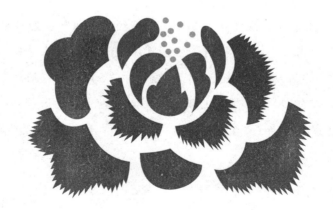

主编简介

张　勋　云南红河人，毕业于北京中医药大学，现为中国著名中医药学家、医学大师。深得当代国医大师王锦之、严正华赏识，对中药的道地性和推广中药的使用率做出了巨大贡献，收获颇丰，曾先后出版《吃出健康肾脏》等著作十余部。

张湖德　山东人，毕业于北京中医药大学，现为中央人民广播电台医学顾问，解放军卫生音像出版社特聘专家与顾问，中国老年营养与食品健康专业常委会顾问，医学科普作家，曾在中国50多家出版社出版过200余部著作，在100多种报纸上发表过5000多篇文章，代表著作有《中国养生宝典》《黄帝内经饮食养生宝典》等。

张　滨　北京著名饮食养生专家，中国药文化研究会药补食疗委员会、中国药膳研究会负责人。从事餐饮行业20余年，熟知中国各大菜系，创新、研发了"老广烤鸭"品牌，荣获国家专利，主编出版《5分钟家庭滋补方》《黄帝内经二十四节气营养食谱》《吃出健康肾脏》等著作，多次受邀担任中央电视台"健康之路"、北京电视台"食全食美"节目有关"营养与健康"方面的讲座嘉宾。

❀ 内容提要 ❀

　　本书为"传统养生书系"的一个分册，由十余位养生专家共同精心编写。编者以中医"药膳同功""药食并用，食助药效"的理论为基础，讲解了中医传统食养、食补、食疗、食忌的知识和方法。在养生经铺天盖地的今天，本书将为您展示更加个性化的中医传统养生理念，教您汉方食疗的真正秘诀，帮您选择适合自己体质的养生食物。饮食中医博大精深，编者深入浅出地介绍了四季食养，不同体质的食养，不同年龄的食补，补益食物、补益药膳及常见病的饮食疗法等，可供广大读者及保健工作者阅读。

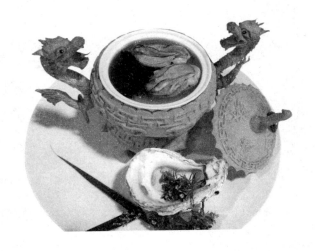

前　言

众所周知，"民以食为天"，饮食是生命的根本，健康的源泉。由于"药食同源""医食同源"，饮食还是预防和治疗疾病的重要手段之一。因此，恰当的饮食"排邪而安脏腑"，认为能以食平疴遣疾者是谓"上工""良医"，，这就是饮食养病健身的医学之道。

吃喝是人的本能。填饱肚子只是人们赖以生存的最低标准。怎样才能吃出一个聪慧的头脑、健康的体魄、优美的仪表，却是一门大学问。作者以我国国粹之一——中医药学为理论基础，阐述了饮食对人们生存的各个阶段，在人体的各个部位的作用及其重要性，使饮食更加合理和科学。告诉我们如何根据自己的体质选择饮食，以食为药，预防、疗病、养生延寿。

张湖德

目 录

第 1 章　药食同源

第 2 章　中医食养

第 3 章　中医食补

第 4 章　中医食疗

第 5 章　中医食忌

第 *1* 章
药食同源

◆ 药膳同功

◆ 药食并用，食助药效

◆ 食物的性

◆ 食物的味

◆ 食物的升降浮沉

◆ 食物的归经

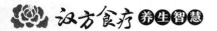

1. 药膳同功

人们常谓西菜注重营养，中菜讲究滋味，外国人把烹饪当科学，中国人把烹饪看成艺术，认为这是中西饮食之最大区别。其实中国人更重视饮食与保健的关系，也注重烹饪的科学性。李时珍说："太古民无粒食，茹毛饮血，神农氏出，始尝草别谷，以教民耕艺，又尝草别药，以救民疾火。轩辕氏出，教以烹饪，制为方剂，而后民始得遂养生之道。"这说明最早的医药知识是从饮食中得来的。《周纪·天官冢宰》中说，周代已设有专门管理宫廷饮食的官，叫"食医"，居各医师之首。由此可知最早的医务人才也是饮食专家。

中国医学与饮食一开始就结下了不解之缘。最早的医疗方法要算饮食疗法，所以自古有"医食同源""药膳同功"的说法。我国第一部医学理论专著，战国时期出现的《黄帝内经》中，就有许多用食物治疗疾病的记载。战国名医扁鹊主要是用医食结合的方法为人治病的。他认为："为医者当洞察病源，知其所犯，以食治之，食疗不愈，然后命药。"这一切表明，中国人自古不仅把食物作为充饥的物品，还把它作为治病防疾的药品。专门负责治病的"疾医"更是明确提出，人有疾应以"五味、五谷、五药养其病"（《周礼·天官疾医》）。

在我国古代，仅以饮食疗法的著作为人所称道的，就有唐朝孙思邈的《食治》《养老食疗》，元朝忽思慧的《饮膳正要》和贾铭的《饮食须知》，明朝汪颖的《食物本草》和宁原的《食鉴本草》，清代王士雄的《随息居饮食谱》和黄宫绣的《本草求真》，现代叶杜泉的《食物中的药与便方》，张嘉俊的《食物及治病》，翁继健的《药膳食谱集锦》，胡海元、梁剑辉合著的《饮食疗法》，彭铭泉的《中国药膳学》，蔡元礼的《素食药膳菜谱》等，这都是人类饮食医药学中的瑰宝。

2. 药食并用，食助药效

药食同源，一般被理解为药物与食物同一来源，笔者认为这样的理解是对的，但不全面，因为它不能包括时间因素。如果理解为药物与食物同一起源，这样就可概括二者在品种和时间上的同一性。从中医角度分析，任何食品都有药用价值，都可做药用。

有不少中药，人们也常作为食品来服用，如枸杞子、首乌粉、冬虫夏草、薏苡仁、金银花、西洋参等。正是由于食物也是药物，药物也当作食物。食物也有性、味、归经之分，有着良好的食养、食疗效果。所以古代医家常把食物的功用、主治与药物等同起来。清代医学家张璐在《本经逢原》中说："西瓜能解太阳、阳明及热病大渴，故有天生白虎汤之称。"将西瓜比做清热名方"白虎汤"。

中医学历史表明，食物与药物同出一源，二者皆属于天然之品。食物与药物的性能相通，具有同一的形、色、气、味、质等特性。因此中医使用食物与药物结合方法进行营养保健，或治疗康复的情况是极其普遍的。《内经》中记载的 13 个方剂中，就有一半以上是食物成分。这也是最早的"药膳"方。《五十二病方》中有 1/4 为食物成分方剂。《伤寒论》112 个方中，含食物成分方剂占 1/2 以上。在以上这些古方中应用桂、姜、枣、葱、椒、茴、扁豆、薏米、甘草、酒、醋，乃至动物胶膏等食物是极为普遍的。

食与药同用，除二者是同一来源外，主要基于食物和药物的应用属于同一理论指导。中医学认为，机体衰弱失健或疾病的发生发展过程，都意味着阴阳两方面的互相消长，如阴阳偏盛、偏亢、偏衰等。该如何调整这种阴阳失调？张景岳说："欲救其偏，则惟气味之偏者能之。"食物与药物一样，皆属"气味之偏者"。食物之所以具有防治疾病作用，也不外是祛除病邪、消除病因或补虚扶弱，调整重建脏腑气机功能，以消除阴阳偏盛、偏衰、偏亢的病理状态。古人曾把饥饿现象也看成机体阴阳失调，称进食为"疗饥"。如《诗经·陈风·衡门》说："泌之洋洋，可以疗饥。"

3. 食物的性

"性"（或"气"）是指食物有寒、凉、温、热等不同的性质或气质，中医称为"四性"或"四气"。

古人按寒、凉、平、温、热基本把食物分为 3 大类。以常见 300 多种食物统计数字来看，平性食物居多，温热性次之，寒凉性更次之。

凉性或寒性：凡适用于热性体质和病症的食物，就属于凉性或寒性食物。如适用于发热、口渴、烦躁、尿赤等症象的西瓜；适用于咳嗽、胸痛、吐黄痰等症象的梨；适用于口干、口疮、口渴等症象的柿霜糖；适用于肝阳上亢引起的眩晕的芹菜等，都属于寒凉性质的食物。

温性或热性：与凉性或寒性相反，凡适用于寒性体质和病症的食物，就属于温性或热性食物。如适用于风寒感冒、发热、恶寒、鼻流清涕、头痛等症象的生姜、葱白、香菜；适用于腹痛、呕吐、喜热饮、喜按等症象的干姜、红茶；适用于肢冷、畏寒、风湿性关节痛等症象的辣椒、酒等，都是属于温热性质的食物。

平性：平性食物的性质介于寒凉和温热性质食物之间，一般体质或寒凉、热性病症的人都可选用。平性食物多为一般营养保健之品。

历代中医食疗书籍所记载的食性，如大热、热；大温、温、微温；平；凉；微寒、大寒等概念，只是表明食物性能方面的差异程度，而无明显界限。

（1）寒性食物：淡豆豉、马齿苋、蒲公英、酱、苦瓜、苦菜、莲藕、蟹、蕹菜、食盐、甘蔗、番茄、柿子、茭白、蕨菜、荸荠、紫菜、海藻、海带、陈皮、竹笋、慈姑、西瓜、甜瓜、香蕉、猪肠、桑葚、蛏肉、柚、冬瓜、黄瓜、田螺。

（2）热性食物：芥子、鳟鱼、肉桂、辣椒、花椒。

（3）温性食物：韭菜、小茴香、刀豆、生姜、葱、芥菜、香菜、油菜籽、韭菜籽、香花菜、大蒜、南瓜、木瓜、高粱、糯米、酒、醋、龙眼肉、杏子、杏仁、桃、樱桃、石榴、乌梅、荔枝、栗子、大枣、胡桃仁、鹿肉、雀、鳝鱼、淡菜、虾、鳙鱼、鲢鱼、海参、熊掌、鸡肉、羊肉、羊乳、狗肉、猪肝、猪肚、火腿、猫肉、鹅蛋、香橼、佛手、薤白。

（4）凉性食物：君达菜、茄子、白萝卜、冬瓜子、冬瓜皮、丝瓜、油菜、菠菜、苋菜、芹菜、小米、大麦、绿豆、豆腐、小麦、柑、苹果、梨、枇杷、橙子、西瓜皮、芒果、橘、槐花、菱角、薏苡仁、茶叶、蘑菇、猪皮、鸭蛋、荞麦。

（5）平性食物：洋葱、萝卜子、白薯、藕节、南瓜子、土豆、黄花菜、香蕈、荠菜、香椿、青蒿、大头菜、圆白菜、芋头、扁豆、豌豆、胡萝卜、白菜、豇豆、黑大豆、赤小豆、蚕豆、黄豆、粳米、玉米、陈仓米、落花生、白果、百合、橄榄、白砂糖、桃仁、李仁、酸枣仁、莲子、黑芝麻、榛子、荷叶、无花果、李子、葡萄、白木耳、黑木耳、海蜇、黄鱼、泥鳅、鲳鱼、青鱼、鲅鱼、塘凤鱼、鲤鱼、猪肺、猪心、猪肉、猪肾、鹅肉、龟肉、鳖肉、猪蹄、白鸭肉、鲫鱼、鸡

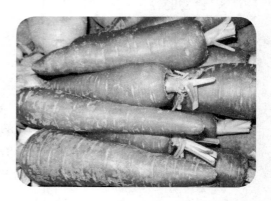

蛋、鸽蛋、燕窝、鳗鲡鱼、鹌鹑、鹌蛋、蜂蜜、蜂乳、榧子、芡实、牛肉、牛奶。

一般来说，各种性质的食物除都具有营养保健作用之外，寒凉性食物属于阴性，有清热、泻火、凉血、解毒等作用；温热性食物属于阳性，有散寒、温经、通络、助阳等作用。

4. 食物的味

因为饮食是直接为人体提供营养，为五脏补充精气、精微的物质基础。《素问·五脏别论》："五味入口，藏于胃，以养五藏气。"因此，饮食所伤先伤脾胃，为内伤病因，由于饮食具有不同的性味，因此，有不同的作用效力和趋势，对五脏的作用也不一样。所以《内经》说饮食伤脏就是这个意思。

饮食五味为人体所用，以生成五脏精气，即"阴之所生，本在五味"，但五脏所伤也与饮食五味有关，"阴之五宫，伤在五味"。如过食酸味，则肝气亢旺，并可通过木（肝）克土（脾），而致脾气虚弱；过食咸味，则肾气受伤，大骨气劳，影响心（水克火）、脾（水侮土）而致短肌、心气抑等病变；过食苦味，则心气受伤，心悸烦闷，影响肾（水乘火）而致色黑等病变；过食甘甜，则脾气受伤，内生中满；过食辛味，则肺气受伤，津液不布，筋脉沮弛，神气耗伤。因此，调和五味很重要，过食五味中的任一味食物都可以导致五脏功能失调，甚至导致疾病。

人们所说的"五味"，是指辛、甘、酸、苦、咸。其实，有些食物还有淡味和涩味。大概是因为前五种为最基本的滋味吧，所以人们仍然把味称为"五味"。古代医家在长期的生活和医疗实践中，发现相同的味有其相同的作用，不同的味有不同的作用。《内经》载有"辛散、酸收、甘缓、苦坚、咸软"。后世不断补充，发展成现在的五味理论。

酸味是由有机酸产生的，是一种必不可少的调味品。《本草备要》中说："酸味散瘀解毒，下气消食，开胃气，散水气，治心腹血气疼，产后血晕，症结痰癖，黄疸痈肿，口舌生疮，损伤积血，谷鱼肉菜蕈诸虫毒。"吃酸食可增强肝脏功能，并能抑制胃酸，增进食欲，促进食物的消化，还具有解毒、抗菌、抗病毒、抗原虫等作用。中医学认为，脾主肌肉及四肢，开窍于口，其华在唇。味过酸会伤脾，脾伤可使皮肤皱缩坚硬，皮肉增厚，唇口染褐，故患筋病者忌酸。过食酸味食品也会使消化功能紊乱。

甜味由糖类产生。烹调食品佐以食糖，可提味增色。吃甜食有美口适腹、益气补血之效，并能消除疲劳，解毒生湿，但吃甜食过多亦对脾胃无益，且易引起肥胖及诱发心血管疾病。中医认为味过甜则伤肾，致使骨节疼痛。

　　苦味由有机碱产生，它也是维持人体生命活动所不可缺少的。苦味有除燥祛湿、清凉解暑、利尿、活血、解劳乏、消炎退热、清心明目、促进食欲的作用。若使用得当还可增加食品菜肴的特殊风味。但过食苦味，反易引起消化不良，还会伤肺、伤胃，致使毛发脱落。

　　辣味是由辣椒碱产生的。吃辣食能促进胃液、唾液的分泌，增加淀粉酶的活性，帮助胃肠蠕动，消除体内气滞，增进食欲，故有开胃、消食、温中气、散寒除湿、开郁祛痰、杀虫解毒的功效，还能消除体内的血滞，使皮肤毛细血管扩张，促进血液循环。但若食辣味过多，则可伤肝损目，肺气过盛，刺激胃黏膜引起腹痛；味过辣还伤筋，致使指甲枯萎，因而气病者忌辣；还会导致脚气过盛，肛门灼热痒痛，使大便凝结。因而罹患胃溃疡、痔疮和神经衰弱等病者，应少食辣味。

　　咸味来自食盐，是人体新陈代谢过程中不可缺少的重要物质。在人体必需的全部无机元素中，无论就需要量或重要性来看，食盐均应首居其冠。缺少食盐的菜肴，纵使是山珍海味，也味同嚼蜡，使其价值大减。吃咸食能软化体内酸性肿块，防止体内微量元素的缺乏。中医认为，味过咸伤肌，致使皮肤变黑、粗糙，故血病者忌咸。吃得过咸还易伤肾，造成头晕耳鸣和精神疲乏，还会加重心、肾疾病及高血压。

　　（1）酸性食物：番茄、木瓜、马齿苋、醋、赤小豆、蜂乳、柑、橄榄、柠檬、杏、梨、枇杷、橙子、桃、山楂、椰子瓤、石榴、乌梅、荔枝、橘、柚、芒果、李子、葡萄、鳟鱼、猫肉、香橼、佛手。

　　（2）苦性食物：苦瓜、苦菜、大头菜、香椿、淡豆豉、蒲公英、槐花、香橼、薤白、慈姑、酒、醋、荷叶、茶叶、杏仁、百合、白果、桃仁、李仁、海藻、猪肝。

　　（3）辛性食物：生姜、葱、芥菜、香菜、白萝卜、洋葱、芥子、油菜籽、香花菜、油菜、萝卜子、大蒜、青蒿、大头菜、芋头、芹菜、韭菜籽、肉桂、辣椒、花椒、茴香、韭菜、薤白、香橼、陈皮。

　　（4）甘性食物：君达菜、莲藕、茄子、蕹菜、番茄、茭白、蕨菜、白萝卜、冬瓜子、丝瓜、洋葱、竹笋、香花菜、萝卜子、藕节、土豆、菠菜、荠菜、黄花、黄花菜、青蒿、大头菜、南瓜、洋白菜、芋头、扁豆、豌豆、胡萝卜、白菜、芹

菜、冬瓜、冬瓜皮、黄瓜、豇豆、肉桂、
豆腐、黑大豆、绿豆、赤小豆、黄豆、
薏苡仁、蚕豆、刀豆、荞麦、高粱、粳
米、糯米、玉米、小米、陈仓米、大麦、
小麦、木耳、蘑菇、白薯、蜂蜜、蜂乳、
白木耳、牛奶、羊乳、甘蔗、柿子、橄榄、
柑、苹果、荸荠、杏子、百合、梨、落
花生、白砂糖、白果、陈皮、桃仁、西

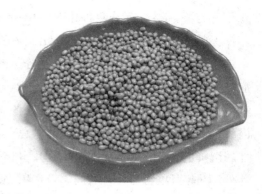

瓜、西瓜皮、甜瓜、菱角、山楂、李仁、香蕉、桃、椰子瓤、罗汉果、樱桃、桑葚、
荔枝、黑芝麻、榛子、橘、柚、芒果、栗子、大枣、无花果、酸枣仁、莲子、李子、
葡萄、胡桃仁、龙眼肉、百合、黄鱼、泥鳅、鲳鱼、青鱼、鳙鱼、鲢鱼、鳗鲡鱼、
鳆鱼、龟肉、鳖肉、塘凤鱼、鲤鱼、鲫鱼、田螺、鳝鱼、虾、海马蚶、酒、猪肺、
猪肠、猪肉、猪髓、猪皮、猪蹄、猪肝、猪肚、羊肉、鹿肉、猫肉、鸡肉、鹅肉、
蛏肉、牛肉、白鸭肉、紫河车、雀、鸽蛋、猪心、鹌鹑、鹌蛋、熊掌、火腿、鸭蛋、
燕窝、枸杞子、榧子、南瓜子、芡实、香薷。

（5）咸性食物：苋菜、大酱、食盐、小米、大麦、紫菜、海蜇、海藻、海带、蟹、
海参、田螺、猪肉、猪髓、猪肾、猪蹄、猪血、猪心、鳆鱼、淡菜、火腿、熊掌、
蛏肉、龟肉、白鸭肉、狗肉、鸽蛋。

可见，五味入口贵在调和适宜，气血方能畅通，使人永驻青春、延年益寿。
若食用不当，也就谈不上"面如中秋月，色如春浇花"，鹤发童颜，精神矍铄也将
成为老人愿望的泡影。

5. 食物的升降浮沉

升降浮沉是指食物所具有的升、降、浮、沉4种作用趋向。在正常情况下，
人体的功能活动有升有降，有浮有沉，升与降、浮与沉的相互协调平衡就构成了
机体的正常生理过程。反之，升与降、浮与沉的相互失调和不平衡又导致了机体
的病理变化。如当升不升，则可表现为泻利、脱肛等下陷的病症；当降不降，则
可表现为呕吐、喘咳等气逆的病症；当沉不沉，则可表现为多汗等向外的病症；
当浮不浮，则可表现为肌闭无汗等向内的病症。而能够协调机体升降浮沉的生理
活动，或具有改善、消除升降浮沉失调病症的食物，就相对地分别具有升、降、浮、
沉的作用。不仅如此，利用食物升降浮沉的作用，还可因势利导，有利于祛邪外出。

升与降、浮与沉是两种相对的作用。其中升是指上升或升提，前者多用于病邪在上的病症，如呕吐以祛邪外出，后者多用于病势下陷的病症，如补气升阳以止泻止痢，补气升提以治内脏下垂等。降是指下降或降逆，多用于病势上逆的病症，如降逆以止呕。浮是指外浮或发散，多用于外闭在表的病症，如发汗以解表。沉是指收敛或泻利，前者多用于外脱的病症，如补气固表以止虚汗，后者多用于内积不泄的病症，如泻利以祛里邪。总之，凡性属升浮的食物主上升而向外，为阳；性属沉降的食物主下行而向内，为阴。升降浮沉的作用并不是所有的食物都具有的。此外，还有少数食物具有双向调节作用，如生姜既能发汗以解表，又能降逆以止呕。

食物升降浮沉的作用与其本身的性和味有着密切的关系。凡具有升浮作用的食物，大多性属温热，味属辛甘，如葱、姜、花椒等；凡具有沉降作用的食物，大多性属寒凉，味属涩咸酸苦，如杏子、莲子、冬瓜等。李时珍更明确指出："酸咸无升，辛甘无降，寒无浮，热无沉。"在日常食物中，有沉降作用的食物多于有升浮作用的食物。

6. 食物的归经

食物的"归经"也是食物性能的一个主要方面。归经显示了某种食物对人体某些脏腑、经络等部位的突出作用。它表明食物的重点选择性。如杏仁平喘止咳而归肺经；菊花治疗目赤、眩晕而归肝经；桂圆安神而归心经等。有的食物能归数经，说明其应用范围大，选择性广。

（1）归心经的食物：芥菜、莲藕、藕节、辣椒、豆豉、茭白、白萝卜、冬瓜子、洋葱、芥子、油菜籽、香花菜、油菜、萝卜子、藕节、大蒜、青蒿、胡萝卜、芹菜、瓠瓜、冬瓜、冬瓜皮、花椒、蘑菇、慈姑、紫菜、海藻、酒、茶叶、薏苡仁、糯米、蜂蜜、落花生、甘蔗、柿子、荸荠、杏仁、百合、梨、枇杷、白果、香蕉、椰子瓤、罗汉果、乌梅、橘、柚、葡萄、胡桃仁、百合、猪肺、猪皮、鹅肉、鸭蛋、燕窝、白鸭肉、羊乳、紫河车、陈皮、薤白、榧子、鲢鱼。

（2）归肾经的食物：大蒜、荠菜、香椿、豇豆、韭子、花椒、小茴香、韭菜、盐、大酱、蚕豆、小米、小麦、海蜇、海藻、鳗鲡鱼、海参、鲤鱼、鳝鱼、淡菜、虾、海马、黄鱼、火腿、猪肉、猪肾、猪肝、猪血、猪髓、猪耳、鹌鹑蛋、燕窝、熊掌、白鸭肉、羊乳、羊肉、狗肉、紫河车、鸽蛋、蛏肉、蚌肉、黑大豆、白薯、樱桃、石榴、芡实、桑葚、黑芝麻、薏苡仁、栗子、李子、葡萄、枸杞子、核桃肉、肉桂、莲子、猪心。

（3）归肝经的食物：马齿苋、番茄、丝瓜、油菜、油菜籽、荠菜、香椿、青蒿、木瓜、韭菜籽、韭菜、酒、醋、枇杷、桃仁、山楂、杏仁、樱桃、乌梅、桑葚、荔枝、黑芝麻、芒果、无花果、李子、酸枣仁、海蟹、青鱼、鳗鲡鱼、鳝鱼、虾、淡菜、蛏肉、蚌肉、鳖肉、蟹、猫肉、紫河车、蒲公英、槐花、香橼、佛手、慈姑、荷叶、枸杞子。

（4）归脾经的食物：生姜、香菜、马齿苋、君达菜、大酱、苦菜、莲藕、藕节、茄子、番茄、豆腐、茭白、油菜籽、香花菜、油菜、荠菜、大头菜、南瓜、芋头、木瓜、扁豆、豌豆、胡萝卜、冬瓜皮、豇豆、肉桂、辣椒、花椒、荞麦、白薯、大蒜、高粱、粳米、糯米、小米、陈仓米、大麦、小麦、黑大豆、薏苡仁、蚕豆、黄豆、苹果、枇杷、落花生、西瓜皮、荷叶、山楂、罗汉果、乌梅、荔枝、橘、芒果、栗子、大枣、无花果、龙眼肉、葡萄、酸枣仁、莲子、白砂糖、蜂蜜、火腿、猪肉、猪肝、猪血、猪肚、牛肉、鸡肉、鹅肉、羊肉、狗肉、猪心、海藻、泥鳅、鲢鱼、鲤鱼、鲫鱼、鳝鱼、香椿、陈皮、芡实。

（5）归肺经的食物：生姜、葱、芥菜、香菜、淡豆豉、君达菜、茭白、白萝卜、冬瓜子、洋葱、芥子、油菜籽、香花菜、油菜、萝卜子、藕节、大蒜、青蒿、胡萝卜、芹菜、瓠瓜、冬瓜、冬瓜皮、花椒、蘑菇、慈姑、紫菜、海藻、酒、茶叶、薏苡仁、糯米、蜂蜜、落花生、甘蔗、柿子、荸荠、杏仁、百合、梨、枇杷、白果、香蕉、椰子瓤、罗汉果、乌梅、橘、柚、葡萄、胡桃仁、百合、猪肺、猪皮、鹅肉、鸭蛋、燕窝、白鸭肉、羊乳、香橼、陈皮、薤白、榧子、鲢鱼。

（6）归手厥阴心包经的食物：黄瓜、番茄、茄子、荔枝、龙眼、桑葚、西瓜、金针、莲子、大枣、苹果、梨、葡萄、红茶、花茶、绿茶、酒、鸡肉、红豆、番薯等。

（7）归足少阳胆经的食物：番茄、海带、荔枝、桑葚、苦瓜、藕、核桃肉、花生、芝麻、山楂、李子、葡萄、香蕉、酒、醋、韭菜、木耳、小麦、蟹、鲤鱼、鳖、牛肉、鸡肉、蚕豆等。

（8）归胃经的食物：生姜、葱、淡豆豉、苦瓜、苦菜、莲藕、茄子、蕹菜、番茄、白萝卜、丝瓜、竹笋、白菜、芹菜、黄瓜、胡椒、小茴香、韭菜、蘑菇、甜瓜、萝卜子、南瓜子、高粱、土豆、香蕈、菠菜、糯米、扁豆、豌豆、小米、陈仓米、绿豆、酱、盐、豆腐、荞麦、酒、醋、大麦、蒲公英、木耳、甘蔗、柠檬、苹果、荸荠、梨、佛手、西瓜、西瓜皮、山楂、桃、樱桃、榛子、橘、柚、栗子、大枣、牛奶、鸡肉、猪肉、猪蹄、猪肝、猪血、猪肚、猪心、火腿、狗肉、牛肉、燕窝、熊掌、青鱼、鳙鱼、鲫鱼、田螺、黄鱼。

（9）归膀胱经的食物：蕨菜、小茴香、刀豆、玉米、冬瓜、田螺、西瓜、肉桂。

（10）归大肠经的食物：土豆、菠菜、苋菜、白菜、冬瓜、芥菜、马齿苋、苦瓜、苦菜、茄子、蕹菜、刀豆、豆腐、蔬菜、冬瓜子、薤白、竹笋、胡椒、菱角、南瓜子、蘑菇、榧子、荞麦、豆腐、槐花、木耳、盐、黄豆、玉米、乌梅、无花果、柿子、杏仁、桃仁、菱角、香蕉、桃、石榴、蜂蜜、鲫鱼、田螺、猪肠。

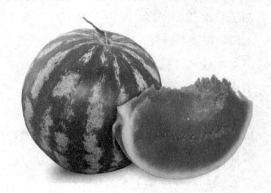

（11）归小肠经的食物：盐、赤小豆、苋菜、瓠瓜、冬瓜、黄瓜、羊乳。

第 *2* 章
中医食养

◆食养的基本原则

◆春夏养阳，秋冬养阴

◆食养要辨体质而施

◆食养的基本方法

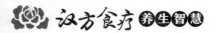

一、食养的基本原则

1. 饮食有节

《内经》中说：“上古之人，其知道者，法于阴阳，和于术数，饮食有节……故能形与神俱，而尽终其天年，度百岁乃去。”由此看来，人们能否活到自己应该活到的岁数——天年，关键的问题之一是要“饮食有节”。

要做到饮食有节，关键在于控制饮食的量和遵守进食时间。

（1）定量：指人们吃东西不要太多，亦不要太少，而要恰到好处。人体对饮食的消化、吸收、输布、储存，主要靠脾胃来完成。若饮食过度，超过了脾胃的正常运化食物量，就会产生许多疾病。饮食过量，是指在短时间内突进大量食物，加重胃肠负担，使食物滞留于肠胃，不能及时消化，影响营养的吸收和输布。脾胃功能也因承受过重而受到损伤，其结果是难以供给人体生命所需要的足够营养。《东谷赘言》中曾明确指出多食对人的具体危害：“多食之人有五患，一者大便数，二者小便数，三者扰睡眠，四者身重不堪修养，五者多患食不消化。”

人一生中接触最多的便是饮食，饮食无度岂能壮身。平时饮食应注意“五戒”“四不”。五戒为：饥戒暴饮、累戒即饮、喜戒狂饮、愁戒不饮、暮戒饱饮；“四不”为：不饮空心茶、不饮无量酒、不贪喜食之物，不吃相克之食。归结一点，人生在世应忌避一个“贪”字。贪，是人之弱处，就饮食而言，贪食者多病，只有饮食有节有度，才能体健寿长。

此外，饮食亦不可过少，有些人片面认为吃得越少越好，强迫自己挨饿，其结果是身体得不到足够的营养，反而虚弱不堪。正确的方法是“量腹节所受”，即根据自己平时的饭量来决定每餐该吃多少。

（2）定时：“不时，不食”，这是孔子给自己定下的一个饮食习惯，即不到该吃饭的时候，就不吃东西。其实，关于饮食的摄入宜定时的问题，早在《尚书》

里就有论述："食哉惟时。"一日三餐，食之有时。脾胃适应了这种进食规律，到时候便会做好消化食物的准备。而且有规律地进食，可以保证消化、吸收功能有节奏地进行活动，脾胃则可协调配合，有张有弛。此外，人大脑消化中枢的工作节律，决定人的用餐一定要定时，否则就会产生饥饿感或饱食感，并引起食欲消退、胃纳不佳等。

（3）控制食欲：做到饮食有节，关键要控制自己的食欲。当强烈的食欲出现时，人们几乎难以控制，这主要是一想到可以大饱口福，全身便处于亢奋状态。体内准备消化食物的各种现象纷纷出现，如心跳加快、口水外流、胃酸分泌，同时胰腺释放出胰岛素，使血糖降低，饥饿感出现。

过去人们总认为身体缺少某种营养，便十分想吃含这种养分的食品。而现在大多数专家则认识到，大脑在食欲产生中的作用比身体更大。

紧张与压力可能是产生突发性食欲增大的原因。因为心理压力大时，消化食物的动作可以起到松弛剂的作用，从而改变产生紧张的那部分神经系统的状况。专家们还发现，有些食物可促使大脑释放化学物质，如糖类可增加大脑中具有镇静作用的血清素含量。此外，心理因素也对食欲起着很大作用。

"按需进食"，是适应生理、心理和环境的变化而采取的一种饮食方式，但它不是绝对的"随心所欲"。"按需进食"与一日三餐、按时吃饭的饮食习惯是相辅相成的、互为补充的。它们可以适合人们在不同的环境中的饮食需要，其目的都是为了人们的饮食活动变得更科学，对健康更有益。

2. 合理调配

据营养学家们的分析，人体从饮食中摄取的必需营养成分很多，如果仅食某一种或某一类食物，无论如何也不能满足人体需要。因为，人是杂食动物，必须食用各种食物，通过营养成分的互补作用，才能维持人体的生长发育和脏腑组织的功能活动。我国人民早就认识到这一点，在《内经》中就有"五谷为养，五果为助，五畜为益，五菜为充，气味合而服之，以补精益气"的记载。在这里古人全面概述了粮谷、肉类、蔬菜、果品等几个方面是饮食的主要内容，并且指出了它们在体内有补益精气的主要作用。但补益精气的前提是"合"，即为了维持人体的健康，就必须把不同的食物搭配起来食用。因为，在自然界中，没有任何一种食物能含有人体所需的各种营养素。美国提出的4类基本食物是：水果和蔬菜、粮食（谷类和豆类）、肉及其他动物食品、乳和乳制品。他们将蔬菜水果并为一类，另增加了乳类。这是因为蔬菜与水果所提供的营养素近似，所不同的是水果一般生食，不会因烹调而损失维生素 C。乳类是一类较特殊的食品，虽然它含有80% 的水分，但它确实含有较丰富的钙、B 族维生素、维生素 A 和维生素 D，并且它的蛋白质也较好，这是其他类食物所难以相比的。

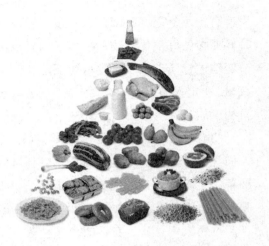

由上可知，在日常的饮食中要注意荤素搭配、比例适当，要吃得既可口又有营养、饮食的种类多种多样，所含营养成分各不相同，只有做到使各种食物合理搭配，才能使人体得到各种不同的营养，以满足生命活动的需要。

二、春夏养阳，秋冬养阴

《素问·四气调神大论》说："夫四时阴阳者，万物之根本也，所以圣人春夏养阳，秋冬养阴，以从其根……"这是顺应四时养生的基本原则。春夏养生气、养长气，以适应自然界阳气渐生而旺的规律，即所谓养阳，从而为阳气潜藏、阴气盛打基础，而不应宣泄太过或内寒太甚，而伤阳气；秋冬养收气、养藏气，以适应自然界阴气渐生而旺的规律，即所谓养阴，从而为来年阳气生发打基础，而不应耗精而伤阴气。但若是阴阳偏盛偏衰之体则应分别对待。如素体阳虚，则要"冬病夏养"。于春夏之时注意调养阳气，给予培补，且不可食冷食凉，较于冬季病发再用热药效果好。素体阴虚，则要"夏病冬养"，于秋冬时即以滋补肝肾，多可减轻春夏发病程度。但若属阳旺或阴盛体质，则春夏宜寒凉。或秋冬宜温热，即王冰所谓"春食凉，夏食寒，以养于阳；秋食温，冬食热，以养于阴"，"全阴则阳气不极，全阳则阴气不穷"。

由上可知，人体的生理病理变化一定要适应自然界的气候环境。那么，不同季节的生理、病理变化，就需要相应的饮食原则和方法。

1. 春季食养

春天，是指从立春之日起，到立夏之日止，包括了立春、雨水、惊蛰、春分、清明、谷雨6个节气。对于春季的气候特征，《内经》里曾高度概括为"春三月，此谓发陈，天地俱生，万物以荣。"意思是：当春回大地之时，冰雪已经消融，自然界的阳气开始升发，万物复苏，柳丝吐绿，世界上的万事万物都出现欣欣向荣的景象。

春天的气候特征是以风气为主令，虽然风邪一年四季皆有，但主要以春季为主。《内经》里说："风者，百病之始也。"意思是许多疾病的发生，常与风邪相关联。但当风和日丽时，万物便生机萌动，对于人体来说，其生理变化主要是：一是气血活动加强，新陈代谢开始旺盛。二是人体肝脏与春季相应，肝的功能在春季比较旺盛，具体表现为肝主藏血、疏泄的功能逐渐加强。由于气候温和，人们的户外活动逐渐多起来，因此，肝所藏之血流向四肢；肝又主疏泄，恶抑郁。

（1）春天饮食要养阳：阳，是指人体阳气，泛指人体的功能。中医认为："阳气者，卫外而为固。"意思是说，阳气对人体起着保卫作用，可以使人体坚固，免受自然界六淫之气的侵袭。所谓春季饮食要养阳，即是要吃一些能够起到温补人体阳气之食物，以使人体阳气充实，只有这样才能增强人体抵抗力，抗御以风邪为主的邪气对人体的侵袭。著名医学家李时珍在《本草纲目》引《风土记》主张"以葱、蒜、韭、蒿、芥等辛辣之菜，杂和而食"。除了蓼、蒿等野菜现已较少食用外，葱、蒜、韭可谓是养阳的佳蔬良药。

由于肾藏元阳，为一身阳气之根，因此，在饮食上养阳，还包含有养肾阳的意思。关于这一点，《素问集论》里说："春夏之时，阳盛于外，而虚于内；秋冬之时，阴盛于外，而虚于内，故圣人春夏养阳、秋冬养阴，以从其根而培养之。"这里的"从其根"，即是养肾阳的意思，因为肾阳为一身阳气之根。春天、夏天，人体阳气充实于体表，而体内阳气却显得不足，故在饮食上要吃点儿补肾阳的东西。

那么，又有哪些饮食符合上面的要求呢？

韭菜：尽管四季常青，终年供人食用，但以春天吃最好，正如俗话所说："韭菜春食则香，夏食则臭。"春天气候冷暖不一，需要保养阳气，而韭菜性温，最宜人体阳气。正如《本草拾遗》里所说："在菜中，此物最温而益人，宜常食之。"李时珍亦云："韭叶热根温，功用相同，生则辛而散血，熟则甘而补中，乃肝之菜也。"

所谓肝之菜，是说吃韭菜对肝的功能有益。中医学认为，春季与人体五脏之一的肝脏相应。春天，人体肝气易偏旺，而影响到脾胃的消化吸收功能，但春天多吃些韭菜，可增强人体脾胃之气，从这个角度来说，也宜多食韭菜。由于韭菜不易消化，一次不要吃得太多。

大蒜：春天多吃大蒜，不仅因为其性温，也可补充人体之阳，而且它还具有很强的杀菌力，对由细菌引起的感冒、扁桃体炎、腮腺炎有明显疗效。因此，春天应多吃些大蒜。此外，大蒜还有促进新陈代谢、增进食欲、预防动脉硬化和高血压的功效。

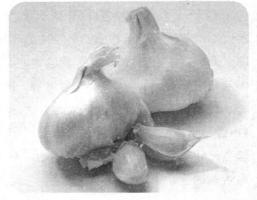

葱：有大葱、小葱、冬葱之分，是

人们制作菜肴的一种常用调味品。春天多吃些葱，不仅可以补阳散寒，也因其含有葱蒜辣素而有较强的杀菌作用。在春季呼吸道传染病流行时，吃些生葱有预防作用。科学家发现，多吃小葱能诱导血细胞产生干扰素，增强人体的免疫功能，提高抗病能力。生食生葱后口腔中会留下葱味，用浓茶漱口或咀嚼几片茶叶即可除去。

总之，春天能温补阳气的食物还有不少，这里就不一一列举了。但对于阴虚有火之人，则不宜食用上述食物。

（2）宜多食甜而少食酸：唐代大养生学家孙思邈说："春日宜省酸，增甘，以养脾气。"意思是当春天来临之时，人们要少吃点儿酸味的食品，而要多吃些甜味的饮食，这样做的好处是能补益人体的脾胃之气。

少吃点酸味的食物，以防肝气过于偏亢，肝气偏亢后，就要损害脾胃功能；同时，甜味的食物入脾，能补益脾气，故应多吃一点。根据上述原则宜选择的食物如下。

大枣：性味甘平，尤宜于春季食用。我国人民一向把枣当作补气佳品。《本草纲目》中说："大枣气味甘平、安中、养脾气、平胃气、通七窍、助十二经、补少气、少津液，身中不足、大惊四肢重、和百药、久服轻身延年。"在春天之时，您不妨多吃些枣，既可做枣粥，亦可做枣糕，当然生吃亦很好。对于身体较虚弱、胃口又不好的人，平时可多吃点枣米饭，即以大米为主，配上点儿大枣，色泽鲜艳，爽口润甜。

锅巴：是煮米饭时锅底所结之物，经低温烘烤而成，略黄不焦，既香又脆。中医认为，焙烤成锅巴的粳米有补脾、养胃、强壮、滋养的功效，最宜病后调理食之。在干嚼锅巴时，必须细嚼慢咽，分泌大量的唾液酶可帮助消化吸收，促使肠胃蠕动，增强其功能；再则微炭化后的锅巴，能吸附肠腔里的气体、水分和细菌的毒素，以达到收敛止泻的效果。据清朝太医院脉案记载，慈禧素食膏粱厚味，除山珍海味、美馔佳肴外，最喜食北京鸭。此物油腻脂重，以致长食伤及脾胃，中年即泄泻频作。为此，宫中众多的太医名手煞费心机，投入各种调理脾胃的名方贵药。然而，泄泻依然时愈时作，缠绵不已。无奈之际想起了粳米锅巴，于是只好几乎天天吃锅巴，有时吃锅巴片，有时配料做成菜吃，也有时研成粉末吃。果然起到了健胃化痰，益中摄下的作用。

山药：既可食用，又可药用，尤以春天食之最佳。山药因含有较多的淀粉，煮熟后可代替粮食食用。其入馔多做甜菜，如拔丝山药、一品山药、水晶山药球、扒山药等。同时，它又是烹制炸猪排、素香肠、素排骨等菜的重要原料。现在民间流传有许多山药治病的灵验偏方，其中应用最广的是山药粥，即用大米煮成粥，加入白糖和蒸熟捣烂的山药泥搅匀。本粥可健脾补肺、强身健体，非常适合体弱多病者和中老年人食用。

（3）多食蔬菜：因为人们经过冬季之后，较普遍地会出现多种维生素、无机盐及微量元素摄取严重不足的情况，如春季常见人们发生的口腔炎、口角炎、舌炎、夜盲症和某些皮肤病等，这些都是因为新鲜蔬菜吃得少而造成的营养失调所致。因此，在春季一定要多吃些新鲜蔬菜。

（4）春天宜适当吃些能清除郁热的食物：所谓郁热，即指体内有郁热或者痰热。热郁于内，到了春季，被外来风气所鼓动，就会向外发散，轻则导致头晕、身体烦闷、胸闷、咳嗽、痰多、四肢重滞；重则形成温病，甚至侵害内脏。

人体内郁热的形成是由于在漫长的冬季，人们为了躲避严寒的侵袭，往往喜欢穿起厚厚的棉衣，拥坐在旺旺的炉火旁边；喜欢吃些热腾腾的饭菜，喝灼口的热粥、热汤；一些上了年纪的人还经常喝点儿酒，这些在冬季看来是必要的，但是却使体内积蓄了较多的郁热。

尽管清除郁热的方法很多，但还是以多吃些能清除里热的食物较好，最好是选用一些药膳，常用的食物和药膳有以下几种。

啤酒：具有解热利尿及强心镇静作用，对于春天体内有郁热之人，可适当喝些啤酒清清郁热。

荸荠：性凉，功能开胃下食，除胸中实热，疗膈气，消宿食；作粉食之，明耳目，消黄疸，厚人肠胃，能解毒，所以李时珍总结道："生吃煮食皆良。"若风火赤眼，用鲜荸荠洗净去皮、捣烂，用纱布绞汁点眼；若预防流脑，用鲜荸荠不拘量、生石膏适量，煮汤代茶饮；若咽喉肿痛，用荸荠绞汁漱服。

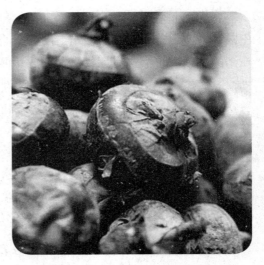

鲜芦根汤：将鲜芦根洗净，鲜藕去节，梨去皮，荸荠去皮及麦冬或甘蔗各适量，切碎，捣汁，冷服，不拘量。

葱油黄瓜卷：将黄瓜400克横片切成寸段，用少许盐腌一会儿，滗出水分，再用旋刀法将每段黄瓜旋成整片，去除瓜瓤，成黄瓜卷，再用白糖、盐腌制1小时左右；葱切末，再用香油煸炒，使葱味进入香油，滤出葱留油；在腌好的黄瓜上淋葱油即可食用。本药膳清热解渴、通利水道。

（5）要吃些能补充津液的食物：这是因为春天风为主令，风为阳邪，其性开泄，可使人腠理疏松，迫使津液外出，造成口干、舌燥、皮肤粗糙、干咳、咽痛等病症。因此，在饮食上宜多吃些能补充人体津液的食物，常用的有梨、蜂蜜、山楂等。但是，切记不可过量，因为不少能生津液的食品是酸性的，吃多了易使肝气亢，其补充标准以不感口渴为度。

（6）切忌黏硬、生冷、肥甘厚味等食物：原因是春天肝气亢伤脾，损害了脾胃的吸收消化功能。上述食物本来就不易消化，再加上脾胃功能不佳，既可生痰、生湿，又进一步加重和损害了脾胃功能。

春天的饮食原则，主要是以上6点，但具体运用时，还要根据人们的体质、疾病等而定。如糖尿病患者即使在春天，也不要吃甜食。阳盛体质之人，大可不必补充阳气。总之，上述春天的饮食原则是根据一般情况提出的，必须在使用时因人制宜、因地制宜、因病制宜，这样才有益于身体健康。

2. 夏季食养

夏天应重视饮食调养，这是因为当人在炎热的环境中劳动时，体温调节、水盐代谢及循环、消化、神经、内分泌和泌尿系统发生了显著的变化，而这些变化，最终导致人体代谢增强，营养素消耗增加。另一方面，天热大量出汗，又导致了许多营养素从汗液流失。此外，夏天人们的食欲减低和消化吸收不良又限制了营养素的正常摄取，所有这些均有可能导致机体营养素代谢紊乱，甚至引起相应的营养缺乏症或其他疾病。

由上可知，夏天的饮食营养极为重要，具体方法如下。

（1）应注意补充维生素、无机盐和水：汗液中除含钠、钾外，还含有钙、镁、铁、铜、锌、硫、磷、锰、铬等，若不及时补充，同样能引起机体水盐代谢和酸碱平衡的紊乱，影响耐热能力，极易诱发中暑。所以，夏天一定不要忘了补充水和无机盐。

（2）多吃些能清热利湿的食物：夏季饮食调养，除了要注意补充一些营养外，还必须多吃一些能够清热、利湿的食物。其中清热的食物宜在盛夏时吃；而利湿的食物，应在长夏时吃，因为中医学认为"长夏多湿"。那么，又有哪些食物具有上述作用呢？

西瓜：炎夏盛暑，吃上几块西瓜，不但能清热解毒、除烦止渴，而且能利尿，帮助消化。因此，夏天人们一定要吃些西瓜，特别是从事露天作业或在室内高温环境下作业的工作者。近年来，医学研究发现，西瓜所含的糖、盐类、蛋白酶，能降低血压、软化血管、抗坏血症、治肾炎水肿等。但因"春夏养阳"，故夏季不宜吃冰镇时间过长的西瓜，以免伤脾胃，引起各种疾病。一般地说，冰镇时间不要超过3小时。

苦瓜：因味苦得名，历代名医皆认为苦瓜有清暑涤热、明目解毒的功效。如李时珍说："苦瓜气味苦、寒、无毒，具有除邪热、解劳乏、清心明目、益气壮阳"的功效。夏天，人易中暑，加之多雨、湿热，有利于细菌的生长繁殖，食物易腐烂变质，致使肠炎、痢疾等胃肠道疾病多有发生。所以，夏季常食苦瓜对身体极为有利。若烦热、口渴，用鲜苦瓜1个，剖开去瓤，切碎，水煎服；用苦瓜做成凉茶，夏季饮用，消火消暑。

乌梅：盛夏之际，为保全家身体健康，最好多喝些乌梅汁、酸梅汤。乌梅性平、味酸，具有解热、除烦、止泻等功效。据现代医学考证，乌梅内含苹果酸、琥珀酸、枸橼酸、谷甾醇蜡样物质等。盛夏多食乌梅，首先可以增加抗菌力，因乌梅对痢疾杆菌、大肠埃希菌、伤寒、结核、铜绿假单胞菌及各种皮肤真菌有抑制作用。同时，乌梅还能有效地分解肌肉组织中的乳酸、焦性葡萄酸，使人消除疲劳、恢复体力。

草莓：具有清暑、解热、助消化等功效，是夏季的理想保健食品。其吃法很多，除鲜食外，还可制成果酱、果汁、果酒、果脯等。

西红柿：尽管一年四季皆能见到，还是以夏季最多，其营养丰富，其中维生素P的含量是蔬果中的第一。中医认为，本品味酸甘、性平，有清热解毒、解暑止渴的作用，适用于中暑、胃热口苦、发热、烦渴等。

绿豆：热天，工作和劳动之余喝一碗绿豆汤，自有神清气爽、烦渴尽去、暑热全消、心旷神怡之感，这是由于绿豆具有清热解暑、止渴利尿的功效。绿豆汤可冷饮也可热食，可甜服也可以淡喝，能适应不同人的口味，方法简便，效果满意。

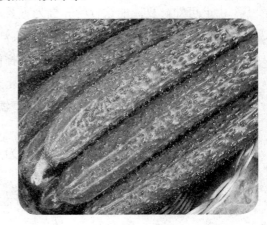

黄瓜：《本草求真》里说："黄瓜气味甘寒，服此能清热利水。"因此，炎

热的夏天多吃些黄瓜是有好处的。但生吃黄瓜应特别注意卫生，洗净后用开水烫一下更好，在凉拌时加上大蒜和醋，不但好吃，还可杀菌、防止肠道疾病。

（3）宜省苦增辛：夏季饮食调养，除了要着眼于清热消暑外，还要注意不要损伤了脾肺之气，《千金要方》里说："夏七十二日，省苦增辛，以养肺气。"《养生论》里说："夏气热，宜食菽以寒之，不可热也。"意思是，夏天尽管天气热，但人们不可食苦味的食物太多，一定要多吃点儿辛味的食物，这样可避免心气偏亢（中医认为苦味入心），有助于补益肺气（心属火、肺属金、火克金，心火不亢，肺气平和）。

此外，夏天一定要少吃太热的食物，如羊肉、狗肉等。现代医学认为，夏季炎热的刺激，使神经中枢处于紧张状态，内分泌腺的活动水平也有改变，引起消化能力减低、胃口不开、不思饮食。因此，夏季最好吃些清淡少油、易消化的食物，如果吃含脂肪多的食物，易使胃液分泌减少，胃排空减慢。

（4）饮食以温为宜：《养生论》中指出："夏之一季，是人脱精神之时，此时心旺肾衰，液化为水，不问老少，皆宜食暖物，独宿调养。"此处"心旺肾衰"，是指阳气旺而阴气弱，食暖物，是为了助阳气，符合"春夏养阳"的原则。又如何食暖物呢？养生家们认为，在早、晚餐时喝点儿粥是大有好处的，这样既能生津止渴，清凉解暑，又能补养身体。如赤豆粥有补肾消水肿、治脚气的功能，肾功能较差的人最好多食用；蚕豆粥能辅助治疗水肿和慢性肾炎；荷叶粥能解暑热、清胃润肠、止渴解毒，可治嗓子痛；莲子粥能健脾和胃、益气强志，对腹泻、失眠、遗精、白带多等均有一定的疗效；百合粥能润肺止咳、养心安神，最适合肺阴不足的老年人食用；冬瓜粥有利水消肿、止渴生津的功能，并有降低血压的作用；银耳粥有生津润肺滋阴养肺的功能，可以治疗高血压和慢性支气管炎；黄芪粥则可治脾虚所致的水肿；豆浆粥和皮蛋淡菜粥则可治疗血管硬化、高血压和冠心病。

中医学认为，夏季人体阳气在外，阴气内伏，胃液分泌相对减少，消化功能低下，故切忌因贪凉而暴饮。如果过量，会损伤人体脾胃的阳气，使人胃胀难受，以致腹痛、腹泻，所以民间谚语说："天时虽热，不可贪凉，瓜果虽美，不可多食。"这是人们长期生活经验的总结。

读者可根据自己的体质有针对性地自制一些饮料。现简介如下。

三鲜饮：用鲜竹叶、鲜荷叶、鲜薄荷各30克，加水煎煮约10分钟取汁，再加入适量蜂蜜代茶饮用，可有生津止渴、清热解毒的功效。

香薷饮：香薷10克，厚朴5克，用剪刀剪碎；白扁豆5克，炒黄捣碎，放入保温杯中，以沸水冲泡，盖严温浸 1 小时，代茶频饮，每日 2 次，对于夏季感冒，以发热、头沉、倦怠、吐泻为主病症者，效果较好。

三仙饮：金银花 10 克，土茯苓 20 克，生蚕豆 30 克，加水煎煮，以蚕豆煮熟为度，饮汁食豆，有消暑健身、清热解毒的作用，尤宜于伏天好生痱子、疮者。

三花饮：野菊花、荷花各 10 克，茉莉花 3 克，洗净后以沸水冲泡，加盖稍冷后当茶饮，有清暑解热、芳香开窍、去心胸烦热的作用。

五豆汤：取绿豆、赤白小豆、黑豆、白扁豆各适量，生甘草 10 克，煮沸凉后代茶饮。本汤营养丰富，味道甜美，既可补充盐分，又能清暑解渴。

3. 秋季食养

秋天是从立秋之日起，到立冬之日止，其间经过处暑、白露、秋分、寒露、霜降 6 个节气，并以中秋（农历八月十五）作为气候转化的分界。

《管子》指出："秋者阴气始下，故万物收。"这里的阴气始下，是说在秋天由于阳光渐收，而阴气逐渐生长起来；万物收，是指万物成熟，到了收获之时。从秋季的气候特点来看，由热转寒，是"阳消阴长"的过渡阶段。人体的生理活动，随"夏长"到"秋收"，而相应改变。因此，秋季养生皆不能离开"收养"这一原则。也就是说，秋天养生一定要把保养体内的阴气作为首要任务，正如《内经》里所说："秋冬养阴。"所谓秋冬养阴，是指在秋冬养收气、养藏气，以适应自然界阴气渐生而旺的规律，从而为来年阳气生发打基础，不应耗精而伤阴气。

秋季从饮食方面来说，又如何保养体内的阴气呢？

（1）要多吃些能滋阴润燥的饮食：中医学认为，燥为秋季的主气，称为"秋燥"，其气清肃、其性干燥，每值久晴未雨、气候干燥之际，常易发生燥邪为患。燥邪伤人，易伤人体津液。所谓"燥胜则干"，津液既耗，必现一派燥象，常见口干、唇干、鼻干、咽干、舌干少津、大便干结、皮肤干甚至皲裂等病症。为防止燥邪伤人，在饮食方面，一定要多吃能够滋阴润燥的饮食，具体地说，下列饮食及药膳可供选择。

银耳：又称白木耳，具有补胃、润肺生津、提神、养胃、健脑、益气等功效，秋天常吃，可防燥邪伤肺。

甘蔗：味甘、涩，性平，有滋阴润燥，和胃止呕、清热解毒之功，适用于津液不足所致的口干便秘、咳嗽痰少及胃津不足之干呕、热邪伤津所致的口渴心烦。

燕窝：属珍贵补品，其蛋白质含量特别高，有养阴润燥、益气补中、延年益寿之功效。秋季常吃，可防燥邪伤肺。

梨：性寒、味甘，有润肺、消痰、止咳、降火、清心等功效，适用于秋燥或热病伤阴所致的干咳、口渴、便秘及内热所致的烦渴、咳喘、痰黄等。

芝麻：性味甘平，有养阴润燥、止咳平喘之功效，适用于阴液不足所致的肠燥便秘、皮肤干燥及肝肾精血不足所致的眩晕、头发早白、腰膝酸软；此外，对产后血虚乳汁不足亦有效。

乌骨鸡：本鸡被视为妇科圣药。用作秋冬之际药膳，很有功效。其功能为滋阴清热、补肝益肾，对于阴虚之五心烦热、潮热盗汗、消瘦、咽干、咳嗽效果很好。

猪肺：味甘，性微寒，其功能为补肺。中医认为肺与秋令相应，故猪肺在秋季多食之，"以脏补脏"。

豆浆：性味甘平，功能补虚润燥、清肺化痰，常用于身体虚弱及产后血气不足、久病肺虚咳嗽及痰火哮喘。

饴糖：味甘，有补虚、润肺、止咳、止痛的作用。可用于体虚者及小儿、产妇的滋养品。对于肺虚、肺燥痰多、乏力、咳嗽亦有疗效。

蜂蜜：既是滋补佳品，又是治疗多种疾病的良药。蜂蜜含果糖39%、葡萄糖34%，这两种单糖均能直接供给热量，补充体液，营养全身，对于津液不足诸证、脾胃阴亏或气虚所致的胃脘疼痛等均有一定疗效。

（2）要"少辛增酸"：所谓少辛，就要少吃一些辛味的食物。这是因为肺属金，其气通于秋，肺气盛于秋。少吃辛味，以防肺气太盛。中医认为，金克木，即肺气太盛可损伤肝的功能。故在秋天要"增酸"，以增加肝脏的功能，抵御过盛肺气之侵入。

根据上述原则，在秋天一定要少吃一些辛味的葱、姜、韭、椒等辛味之品，而要多吃一些酸味的水果和蔬菜。下述食物可供选择。

苹果：中医认为，苹果具有生津、润肺、除烦、开胃等功效。因苹果中含鞣酸、有机酸、果胶和丰富的纤维素等，故现代医学认为苹果尚有止泻、通便的作用。其原因是酸类物质有收敛作用；果胶、纤维素有吸附细菌和毒素的作用，所以能止泻。同时，有机酸也有刺激肠道作用；纤维素可促进肠道蠕动，通大便、治疗便秘。

石榴：性味甘、酸、涩、温，含苹果酸和枸橼酸，维生素C含量比梨高出1～2倍。甜者如蜜，含糖量很高；酸者，入口齿根生水，酸中泌甜。若是声嘶、咽干者，用鲜果1～2个，去皮，慢慢嚼服（吐核），每日2～3次。

葡萄：味甘、酸，鲜食酸甜适口，生津止渴，开胃消食。现代医学认为，葡萄除含有大量葡萄酸、果糖外，还含有氨基酸、枸橼酸、苹果酸、维生素 C 等对人体健康非常有益的物质。

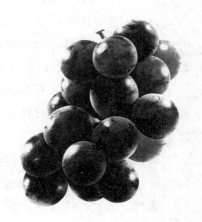

杨桃：性味甘、酸、平，其果能生津止渴。据古代医书记载："止渴解烦、除热、利小便，除小儿口烂，治蛇咬伤症。"秋天若患风热咳嗽，将杨桃洗净鲜食；若患咽喉肿痛，将鲜杨桃洗净生食，每日 2 ～ 3 次。

柚子：性味酸、寒、无毒，其功能为除胀、健胃消食，其所含的有机酸，大部分为枸橼酸，而枸橼酸具有消除人体疲劳的作用。

柠檬：味极酸、甜，具有生津、止渴、安胎等功效；其是在各种水果中所含枸橼酸最多的一种。

山楂：性味酸、甘、微温，营养极丰富，维生素 C 含量在水果中居第 3 位。山楂有解毒、化痰、散瘀、增进食欲等功效。

以上仅是以水果为例来说明，秋天常吃酸味的食品大为有益。当然，还有不少蔬菜常吃也大有好处，这里就不一一列举了。总之，在秋天要适当多食些酸的，这样就能增加肺的功能，以防肺气太过而伤肝。

（3）提倡早晨喝粥：中医养生学家还提倡在秋天每天早晨喝粥。如明代李梴认为："盖晨起食粥，推陈致新，利膈养胃，生津液，令人一日清爽，所补不小。"那么，秋天究竟该喝什么粥较好呢？

甘蔗粥（《养老奉亲书》）：用新鲜甘蔗，榨取汁 100 ～ 150 毫升，兑水适量，同粳米煮粥。本药粥功能清热生津、养阴润燥，适用于热病恢复期、津液不足所致的心烦口渴、肺燥咳嗽、大便燥结等。

黄精粥（《饮食辨录》）：选用干净的黄精 10 ～ 30 克，煎取浓汁后去渣或用新鲜黄精 30 ～ 60 克，洗净后切成片，煎取浓汁，去渣，同粳米煮粥，粥成后加入适量白糖即可。

本药膳功能为补脾胃、润心肺，适用于脾胃虚弱、体倦乏力、肺虚咳嗽或干咳无痰等。

玉竹粥（《粥谱》）：先将新鲜肥玉竹 80 克洗净，去掉根须，切碎煎取浓汁后去渣，或用干玉竹 20 克煎汤去渣，入粳米，再加水适量煮为稀粥，粥成后放入冰糖，稍煮一二沸即可。

本药膳功能为滋阴润肺、生津止渴,适用于肺阴受伤、肺燥咳嗽、干咳少痰或无痰、或高热病后烦渴、口干舌燥、阴虚低热不退。

沙参粥(《粥谱》):先取沙参 15 ～ 30 克,煎取药汁,去渣,入粳米煮粥,粥熟后加入冰糖同煮为稀薄粥,或用新鲜沙参 30 ～ 60 克,洗净后切片,煎取浓汁同粳米、冰糖煮粥服食。

本药粥功能为养胃、润肺、祛痰、止咳,适用于肺热、肺燥、干咳少痰或肺气不足、肺胃阴虚的久咳无痰、咽干或热病后津伤口渴。

珠玉二宝粥(《医学衷中参西录》):先把生薏苡仁 60 克煮至烂熟,而后将生山药 60 克捣碎,柿霜 30 克切成小块,同煮成糊粥。

本药粥功能为补肺、健脾、养胃,适用于阴虚内热、劳嗽干咳、大便泄泻。

生地粥(《饮膳正要》):将生地黄(鲜品)25 克细切后,用适量清水在火上熬沸约半小时后,滗去汁,再复熬 1 次,将药液浓缩至约 100 毫升备用;将 75 克粳米淘洗后,煮成白粥,趁热时掺入生地黄汁搅匀。食时可加少许白糖调味。

本药膳具有滋阴益胃、凉血生津之功效,可用于阴虚潮热、盗汗、久咳、咯血、食少、消瘦、热证心烦、口渴及睡起目赤等患者。

以上所述诸粥的确有益于健康。尤其是初秋时节,不少地方仍然是湿热交蒸,以致脾胃内虚、抵抗力下降,这时若能吃些温食,特别是喝些热药膳粥对身体很有好处。其原因是作为药膳重要成分的粳米或糯米,均有极好的健脾胃、补中气的功能。前人对此颇多赞誉,如《本草经疏》誉粳米为"五谷之长,人相须赖以为命者也";《随息居饮食谱》谓:"粳米甘平,宜煮粥食,粥饭为世间第一补人之物,贫人患虚证,以浓米饮代参汤。病人、产妇粥养最宜。"

4. 冬季食养

冬季是从立冬日开始,经过小雪、大雪、冬至、小寒、大寒,直到立春的前一天为止。冬 3 月草木凋零,冰冻虫伏,是自然界万物闭藏的季节,人体的阳气也要潜藏于内。因此,冬季养生的基本原则是要顺应体内阳气的潜藏,以敛阴护阳为根本。也就是说,人体的生理活动因冬季气候特点的影响而有所收敛,并将一定能量储存于体内,为来年的"春生夏长"做好准备。与此同时,又要有足够的能量来维持冬季热能的更多支出,提高机体的抗病能力。

(1)冬季宜多食的食物:依据上述原则,冬季饮食可安排如下。

羊肉：冬吃羊肉，是非常合适的。因为，羊肉性温，能给人体带来热量。中医认为它是助元阳、补精血、疗肺虚、益劳损之妙品。由于羊肉含丰富的钙质、铁质，高于猪、牛肉，所以吃羊肉对肺病、气管炎、哮喘和贫血、产血两虚及一切虚寒证最为有益。

狗肉：味甘、咸、酸、性温，其功能为安五脏、暖腰膝、益肾壮阳，若老年体弱、腰痛足冷，可于腊月取狗肉煮食。冬天里常吃狗肉，可感周身温暖，能够有效地抗御外来寒邪的侵袭。

鹅肉：自古以来流传着"喝鹅汤，吃鹅肉，一年四季不咳嗽"的谚语。《本草纲目》上记载："鹅肉利五脏，解五脏热，止消渴。"也正因为鹅肉能补益五脏，所以常食鹅汤、鹅肉，不会令人咳嗽。中医学认为，鹅肉性味甘平，鲜嫩松软，清香不腻，在深冬食之符合中医养生学"秋冬养阴"的原则。此外，用鹅肉炖萝卜，还可利肺气、止咳化痰平喘。而深冬感冒较多，经常吃一点鹅肉，对治疗感冒和急慢性气管炎有良效。总之，鹅肉物美价廉，尤适用于冬季食用。

萝卜：有句谚语："冬吃萝卜夏吃姜，不劳医生开药方；萝卜上了街，药铺不用开。"上述谚语，虽有些夸张，但却很有进理，萝卜功能为顺气消食、止咳化痰、除燥生津、散瘀解毒、清凉止渴、利大便。如用白萝卜煎汤，可治伤风感冒；若煤气中毒头晕、恶心，可服白萝卜汁。

鸭肉：冬天除吃一些能补阳的食物外，还要注意养阴。因为，中医养生学认为"秋冬养阴"。鸭肉营养丰富，是滋补妙品。《日用本草》说鸭能"滋五脏之阴"。鸭肉尤适用于体内有热，上火的人食用，尤其是一些低热、虚弱、食少、大便干燥和水肿的人，食鸭肉最有益。但对脾胃虚寒的人，则不宜食用。

核桃：因其产热量为粮食和瘦肉的2倍，且含脂肪40%～50%，含蛋白质15%左右，故冬令常吃核桃非常有益于健康。凡冬季身体虚弱者，每天早、晚吃1～2个核桃肉，可起到滋补保健及治疗作用。若冬季便秘者，可用核桃肉60克，黑芝麻30克共捣烂，每早服1匙，用温开水送下，功效显著。

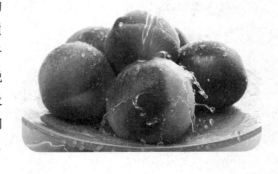

栗子：栗性甘温无毒，有养胃健脾、补肾强筋、活血止血的功效，极益于冬季食用。现代医学认为，栗子的营养很丰富，每100克含糖及淀粉34.40克，蛋

白质 3.74 克，脂肪 1.18 克，热量达 3406.7 千焦，还含有一定数量的维生素和胡萝卜素及脂肪酶、钙、铁、钾等。它兼有大豆和小麦的营养，对人体健康大有益处。

白薯：味美价廉，营养价值很高。李时珍在《本草纲目》中指出："白薯蒸、切、晒、收，充作粮食，称为薯粮，使人长寿少病。"在严寒的冬天，适当吃些白薯，亦能对身体有较好的滋补作用。国内外科学家最近研究结果表明：白薯可为人体提供一种独特的黏液蛋白，这种多糖蛋白质的混合物，不仅对心血管系统有一定的保护作用，且能保持关节腔内的润滑。

以上所述食品只是举例，实际上适宜于冬季食用的食品还有一些。但上述食品在冬季一定不可缺少，只有这样，才能使我们的身体适宜于严寒的冬季。

（2）**少食咸而多食苦**：冬季在饮食调养方面，中医还认为应少食盐，多吃点儿苦味的食物。这是因为冬季为肾经旺盛之时，而肾主咸，心主苦。从中医学五行理论来说，咸胜苦，肾水克心火；若咸味吃多了，就会使本来就偏亢的肾水更亢，从而使心阳的力量减弱。所以，应多食些苦味的食物，以助心阳，这样就能抗御过亢的肾水。正如《四时调摄笺》里说："冬月肾水味咸，恐水克火，故宜养心。"

此外，冬季饮食切忌黏硬、生冷食物。因为，此类食物属阴，易使脾胃之阳受损。但有些冷食对某些人亦可食，如脏腑热盛上火或发热时。比如，上焦蕴热上火，症状为舌尖红赤、苔黄，多见于风热型感冒、咽喉炎、扁桃体炎或心火上升等情况；中焦热盛上火，症状为尿黄赤、量少、便秘燥结、喜冷饮、苔黄厚；下焦热盛化火，多见于患有肾盂肾炎、膀胱炎、尿道炎等泌尿系统感染及舌根部质红、苔黄厚。在上述情况下，均可适当进食冷食，但需注意的是，每次吃冷食不宜过多、过量，以防损伤脾胃。

还有，冬季饮食对正常人来说，应当遵循"秋冬养阴""无扰乎阳"的原则，即食用滋阴潜阳、热量较高的膳食为宜，如藕、木耳、胡麻等物皆是有益的食品。

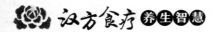

三、食养要辨体质而施

每个人的体质不同，所采取食养措施、方法亦不同，这又是《内经》中一条重要的饮食养生原则。体质形成于胎儿期，定型于生长发育期。在定型以后，便开始了漫长的演化期，直至生命终止。因此，体质主要是在遗传的基础上，受缓慢的、潜在的环境因素作用，在生长、发育和衰老过程中，渐进性地形成的个体特殊性。两千多年以前，我国古代医家对体质便有了深刻的认识，《内经》从体质分类、个体差异、体质的可变性三个方面加以论述，指出人们在生长发育的过程中，可以显示出胖瘦、刚柔、强弱、高低、阴阳等功能与形态上十分显著的个体差异。在体质与病因病理的关系上，《内经》认为不同体质的人对不同致病因子的易患性和对相同致病因子的耐受性不同。患病以后，因体质不同也会有不同的表现。因此，根据不同的体质，采取相应的饮食养生方法，是《内经》中饮食养生的重要原则之一，下面，我们仅就常见的不良体质谈谈具体的饮食养生方法。

1. 阴虚体质的饮食调理

所谓阴虚体质，是指人体阴精、血液、津液等营养物质不足，多由先天禀赋不足、后天调养不当、久病不复所致。其体质特点是：形体消瘦、面色潮红、口燥咽干、心中时烦、手足心热、少眠、便干、尿黄、不耐春夏、多喜冷饮、脉细数、舌红少苔。饮食调理的原则是保阴潜阳，平素宜多食芝麻、糯米、蜂蜜、乳品、甘蔗、豆腐等有一定滋阴作用的食物，并着意食用沙参粥、百合粥、枸杞粥、桑葚粥、山药粥；条件许可者，可食用燕窝、银耳、海参、淡菜、龟肉、蟹肉、冬虫夏草、老雄鸭等。对于葱、姜、蒜、韭、薤、椒等辛辣燥烈之品则应少吃。常用药膳如下。

玉竹焖鸭（《大众药膳》）

原料： 玉竹 50 克，沙参 50 克，老鸭 1 只，大葱数茎，生姜 6 克，味精适量，食盐 6 克。

制作：将老鸭宰杀后，除去毛和内脏，洗净，放砂锅或瓷碗内，将沙参、玉竹放入，加水适量；将锅置灶上，先用武火烧沸，再用文火焖煮 1 小时以上，至鸭肉炖烂为止；食时，去药渣，放入调料，吃肉喝汤。

功效：本药膳滋养胃阴。对于胃阴不足引起的口干舌燥、津亏肠燥有效。

百合粥（民间验方）

原料：百合 30 克，粳米 60 克，白糖适量。

制作：将米淘净入锅，加水适量，再加入百合；先用武火煮沸，再改用文火煨熬，待百合烂时，加入白糖拌匀即成。

功效：润肺养心、止咳安神，对于肺阴虚不足所致干咳无痰、虚烦惊悸有效。

东坡肉（民间验方）

原料：金华火腿 2000 克，猪肋条肉 3000 克，白酒 1000 毫升，清酱 200 克，白糖 100 克，小茴香 10 克，花椒 20 粒。

制作：将火腿有皮的一面在明火上烤至微焦为度，用温水浸泡后，刮去油垢和焦痕；再入锅煮熟，连皮切成小方块，猪肋条肉切方块煮一下后，同金华火腿一起入砂锅，用原煮肉汤煨，再入白酒、清酱、小茴香、花椒、白糖，文火煮至肉烂为佳。

功效：本药膳滋肾生津、填精补髓，对于精髓不足所致的心烦、失眠、腰酸、舌红、脉细数有疗效。

2. 阳虚体质的饮食调理

所谓阳虚体质，是指人体阳气不足、卫外功能低下的体质，其主要表现是形体白胖、面色淡白无华、平素怕寒喜暖、四肢倦怠、小便清长、大便时稀、唇淡口和、常自汗出、脉沉乏力、舌淡胖。

阳虚体质饮食调理的原则是补阳、壮阳，常用的食物是羊肉、狗肉、鸡肉、麻雀肉、韭菜、胡桃仁、虾、冬虫夏草等。常用药膳如下。

益阳麻雀（《仁寿录》）

原料：麻雀 15 只，小茴香 10 克，大茴香 10 克，生姜 9 克，大蒜 10 克，菜油适量。

制作：将麻雀去毛和内脏，在油锅中炸酥；将麻雀（炸后）同药料一起放入锅内，加适量的水，煮沸后，文火煨 1 小时左右，取出麻雀食之。每日吃 3 ～ 5 只，半月后即可见效。

功效：益阳补肾，适用于肾阳不足所致之早泄、阳痿、性欲减退等症。

羊肉炖胡萝卜

原料：羊肉 500 克，胡萝卜 250 克，生姜 3 片，黄酒 2 匙，橘皮 1 块，植物油适量，盐、酱油各少许。

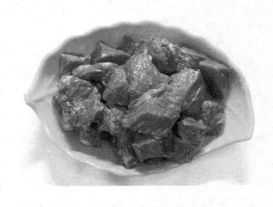

制作：将胡萝卜洗净切片备用；羊肉洗净切片，同生姜共入热油锅中翻炒 5 分钟，加入黄酒、酱油、盐和少量冷水，焖烧 15 分钟，盛入砂锅内，再加橘皮和冷水 3 碗，旺火烧开后改文火慢炖 2 小时许，至肉酥烂离火。

功效：壮阳补血、暖胃补虚、祛风除寒，适用于阳虚之畏冷、腹痛、手脚不温者。

鸡肠饼（《圣惠方》）

原料：公鸡肠 1 具，面粉 250 克，菜油 30 毫升，葱白 10 克，生姜 10 克，大蒜 15 克，食盐少许。

制作：将公鸡肠剖开洗净，放入干锅内，加火焙干，研成细末，备用；将面粉与鸡肠粉末混合，加适量水，和成粉团，将葱、蒜、姜切成颗粒，放入面粉团内，做成饼子，在锅中烙熟即成。

功效：补肾缩尿，对于肾阳虚、肾气失摄、夜尿频多或遗尿等病症有效。

3. 血虚体质的饮食调理

所谓血虚体质，即血不够用。血是营养人体的宝贵物质，"以奉周身，莫贵于此"，意思是对于人体来说，没有比血更重要的物质了。血虚其体质表现特点是面色苍白、无华或萎黄、唇色淡白、头晕眼花、心悸失眠、手足发麻、舌质淡、脉细无力。血虚体质饮食调养的原则是补血、养血，平素宜常吃一些能够补血、养血的食物，如桑葚、荔枝、松子、黑木耳、菠菜、胡萝卜、猪肉、羊肉、牛肝、羊肝、甲鱼、海参、平鱼等食物。常用药膳如下。

枸杞羊脊骨方（《养老奉亲书》）

原料：生枸杞根 1000 克，白羊脊骨 1 具。

制作：将生枸杞根切成细片，放入锅中，加水 5000 毫升，煮取 1500 毫升，去渣；将羊脊骨细锉碎，放入砂锅内，加入熬成的枸杞根液，微火煨炖，浓缩至 500 毫升，入瓶中密封，备用；每日早、晚空腹，用绍兴黄酒兑服浓缩药液 30 毫升。

功效：补肝养血、补肾壮骨，适用于肝血亏损、肾精不足所致的头晕耳鸣、胁痛等。

炒羊肝

原料：羊肝 500 克，调料适量。

制作：羊肝洗净、切片，用湿淀粉拌匀，油锅烧热爆炒，烹上酱油等调料，炒熟即可。

功效：养肝益血、明目，可用于治夜盲及视力减弱症。

4. 气虚体质的饮食调理

所谓气虚体质，即是气不够用。造成气虚的原因：一方面是饮食失调，水谷精微不充，以致气的来源不足；另一方面是由于大病或久病后或年老体弱及劳累过度等，导致脏腑功能减弱，气的化生不足。气虚体质的临床特点是少气懒言、语声低微、疲倦乏力、自汗、舌淡、脉虚无力等，活动劳累时上述症状加剧。

气虚体质饮食调养的原则是补气，平素还宜多食一些能补气养气的食物，如粳米、糯米、小米、黄米、大麦、山药、籼米、莜麦、马铃薯、大枣、胡萝卜、香菇、豆腐、鸡肉、鹅肉、兔肉、鹌鹑、牛肉、狗肉、青鱼、鲢鱼等。

人参莲肉汤（《经验良方》）

原料：人参 6 克，莲子 10 枚，冰糖 15 克。

制作：将红参或生晒参、湘莲子（去心）放入瓷碗内，加适量的水浸泡，再加入冰糖；将盛药碗置蒸锅中，隔水蒸 1 小时以上。食用时，喝汤，吃莲肉；人参捞出留下次再用。

功效：补气健脾，适用于气虚所致短气、懒言、食欲缺乏、精神疲倦、自汗易感冒者。

5. 阳盛体质的饮食调理

所谓阳盛体质，是指体内阳气过亢，即中医所谓"气有余便是火"，可在人体出现一派火热之证候。其体质特点是：形体壮实、面赤时烦、声高气粗、喜凉怕热、口渴喜冷饮、小便热赤、大便熏臭。

阳盛体质饮食调理的基本原则是泻其有余之火。平素宜多吃一些能清火的食物，如香蕉、西瓜、柿子、苦瓜、番茄、莲藕等。应忌辛辣燥烈的食物，如辣椒、姜、葱等，对于牛肉、狗肉、鸡肉、鹿肉等温阳食物宜少食用。酒性辛热上行，阳盛之人切戒酗酒。平素可食以下药膳。

清蒸茶鲫鱼 (《中医营养学》)

原料：鲫鱼约 500 克，绿茶 10 克。

制作：将鲫鱼去鳃、肠、内脏，留下鱼鳞，腹内盛满绿茶，放盘中，上蒸锅清蒸熟透即可。

功效：清热止渴，适用于阳盛所致身热、口渴、面亦诸症。

糖渍西瓜肉 (民间验方)

原料：西瓜 500 克，白糖 30 克。

制作：将西瓜肉去子，切成条，曝晒至半干，加白糖拌匀腌渍，再曝晒至干，再加白糖少许即可。

功效：清热泻火、生津止渴，适用于阳盛所致目赤、口渴、身热、便秘诸症。

6. 血瘀体质的饮食调理

所谓血瘀体质，是指体内血液流动不畅，甚至留滞、瘀结。其体质特点是：面色晦滞、口唇色淡、眼眶暗黑、肌肤甲错、易出血、舌紫暗或有瘀点、脉细涩或结代。血瘀体质者饮贪调理的基本原则是活血祛瘀。平素应多食桃仁、油菜、山慈菇、黑大豆等具有活血祛瘀作用的食物。酒可少量常饮，醋可多吃，山楂粥、花生粥亦颇相宜。

猪蹄葵梗煎 (《常见病验方》)

原料：向日葵梗 9 克，猪蹄 250 克。

制作：先将猪蹄洗净，刮去污垢，用河沙在锅中炒，再淘洗干净后放入砂锅内，用文火煨炖至烂熟；猪蹄煨烂后，加入向日葵梗，煮几沸熬成浓汁，去渣，饮汁。每日 2 ～ 3 次，每次 20 ～ 30 毫升。

功效：活血行气化瘀，适用于瘀血所致经闭。

7. 痰湿体质的饮食调理

所谓痰湿之体质，指体内水湿潴留过多、积聚成痰的体质。平素多因嗜食肥甘厚味或脾失健运所致。其体质特点是：形体肥胖、嗜食肥甘、神倦懒动、嗜睡、身重如裹、口中黏腻或便溏、脉濡而滑、舌体胖、苔滑腻。痰湿体质饮食调理的基本原则是化痰利湿。平素宜多食一些具有健脾利湿、化痰祛湿的食物，如白萝卜、荸荠、紫菜、海蜇、洋葱、枇杷、白果、大枣、扁豆、薏苡仁、红小豆、蚕豆等。宜少食肥甘厚味，酒类也不宜多饮，且勿过饱。下面药膳可常食之。

茼蒿炒萝卜（《中医营养学》）

原料：白萝卜 200 克，茼蒿 100 克，素油 100 毫升，花椒 20 粒，鸡汤、味精、食盐、香油、淀粉各适量。

制作：将素油烧热，放入花椒炸焦，捞去花椒渣；将萝卜丝倒入花椒油的热锅中，煸炒加入鸡汤，至七成熟时再加入茼蒿、味精、食盐，熟透淋加香油，勾稀淀粉汁出锅即可。

功效：祛瘀血、宽中，对痰湿体质所致肥胖、便溏、嗜睡有效。

茅根赤豆粥（《民间验方》）

原料：鲜白茅根 200 克（或干白茅根 50 克），大米 200 克。

制作：将白茅根洗净，加水适量，煎煮半小时，捞去药渣，再加入淘净的大米，继续煮成粥，1 日内分顿食用。

功效：清热利湿，适用于痰湿体质所致小便不利、头重身沉。

半夏秫米汤（《黄帝内经》）

原料：半夏 15 克，秫米 50 克。

制作：用河中长流水，澄清，取清液，煮秫米、半夏为粥样，但吃时去渣，只饮其汁 1 小杯，每日 3 次，连服 3 日，以见效为止。

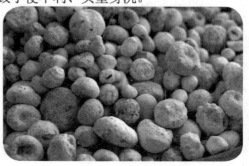

功效：祛痰降逆、和胃调阴阳，适用于痰湿滞胃所致阴阳失调的失眠，即"胃不和则卧不安"。

8. 气郁体质的饮食调理

所谓气郁体质，即气不周流运行而留滞之体质。此种人性格内向，神情常处于抑郁状态。其体质特点是：形体消瘦或偏胖，面色苍暗或萎黄，平素性情急躁易怒，易于激动或忧郁寡欢，胸闷不舒，时欲太息，舌淡红、苔白、脉弦。气郁体质饮食调理的基本原则是行气达郁。平素可少量饮酒，以活动血脉，提高情绪；多食一些行气的食物，如佛手、橙子、柑皮、荞麦、韭菜、茴香菜、大蒜、火腿、高粱米、刀豆、香橼等。常用的药膳如下。

川芎糖茶饮（《中医营养学》）

原料：川芎6克，绿茶6克，红糖适量。

制作：将上述原料装入碗中，清水一碗半煎至一碗时，去渣饮用。

功效：行气活血行瘀，适用于气郁体质所致胸闷不舒及头痛、时欲太息。

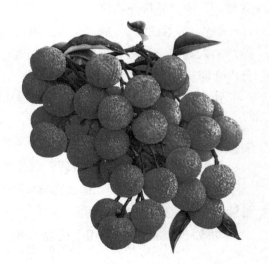

荔枝香附饮（《妇人良方》）

原料：荔枝核30克，黄酒30毫升，香附30克。

制作：将荔枝核、香附研成细末，混合后装入瓷瓶密封保存。每服6克，以黄酒适量调服，每日3次。

功效：行气解郁，对气郁体质所致月经不调有效。

白梅花茶（民间验方）

原料：白梅花5克。

制作：将白梅花冲泡代茶饮。

功效：理气解郁，可用于气郁体质所致之心烦易怒，时欲叹息。

四、食养的基本方法

1. 健肺的食养

《内经》中指出："肺者，相傅之官，治节出焉。"所谓"相傅之官"，指的是相当于宰相一样的官，辅佐君王，治理国家。肺是人体五脏之一，它具有辅佐君王——心治理人身五脏六腑、四肢百骸的功能。它的功能渗透到人体各个角落，对人体的生命活动过程起着非常重要的作用。

（1）健肺食养方法

玉竹沙参焖老鸭

原料：玉竹、沙参各适量，老鸭净肉适量。

制作：三味一起放入砂锅内，用文火焖煎1小时以上，调味后食之。

功效：玉竹沙参焖老鸭主治肺阴不足。适用于治疗口干、燥咳等病症。

冰糖黄精方

原料：黄精30克，冰糖50克。

制作：将黄精以清水浸泡，加冰糖以文火煎1小时左右即可，吃黄精喝汤，每日2次。

功效：冰糖黄精方主治肺阴不足。可用于治疗阴液亏虚所致的干咳无痰、咽喉干燥等病症。

罗汉果煲猪肺

原料：罗汉果1个，猪肺24克。

制作：将成熟的罗汉果切成薄片、猪肺切成小块，挤出泡沫，洗净，放入砂锅中，加水适量，再放入罗汉果片同煮，肺熟后即可食用。

功效:罗汉果煲猪肺有润肺止咳、清热化痰的作用。适用于治疗燥热咳嗽。

八宝长寿粥

据原少林寺方丈德禅大师介绍,本品是该寺寂勤老和尚所常吃的。寂勤老和尚 97 岁高龄时仍十分健壮,每晨爬五乳峰,只用一炷香的时间,便返回寺院。此方曾广传其他寺院和善男信女,所用者均收到良好的效果。

原料:小米 1500 克,大米 500 克,花生仁 250 克,胡桃仁 150 克,松子仁 50 克,杏仁 15 克,山楂 100 克,豇豆 30 克,大枣 10 个,冰糖 500 克。

制作:将大米淘洗后,放入锅内,加水 5000 毫升,放入豇豆、果仁,煮 40 分钟,加小米再用文火熟成粥。加冰糖,溶化后加入去核大枣、山楂,3 分钟后,离火出锅。每天中午年老者半碗,年轻者一碗半,冬、春、秋三季吃为宜。

功效:八宝长寿粥有健脾益肾、润肺利肠的作用,为年老体弱及脾虚、肺虚、肾虚、津亏便秘、病时调养者的佳品。

珠玉二宝粥

这是清代名医张锡纯自制的粥方之一。

原料:生山药 60 克,生薏苡仁 60 克,柿饼 30 克。

制作:先将生山药捣碎,柿饼切成小块备用。将薏苡仁煮至烂熟,加入生山药、柿饼,同煮成糊样粥,每日分 2 次服食,5 ～ 7 日为 1 个疗程。

功效:本粥方可治疗脾肺阴分亏损、食欲缺乏、虚热咳嗽等阴虚病症。方中生山药、薏苡仁均为清补脾肺之药。如单用生山药,久则失于黏腻;久用薏苡仁,则又失于淡渗,唯等份并用,才可久服无弊。柿霜之凉可润肺,甘能归脾。珠玉二宝粥是秋季调理慢性疾病的理想粥方。肺气虚、肺阴虚体质者宜选用。

酥蜜粥 (《本草纲目》)

原料:酥油 20 ～ 30 克,粳米 100 克,蜂蜜 15 克。

制作:先用粳米煮粥,待沸后加入酥油及蜂蜜,同煮为粥,须温热食用。

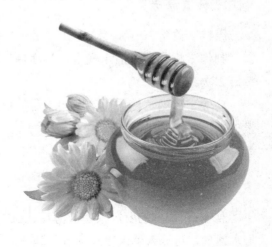

功效：酥蜜粥有补五脏、益气血、滋阴润燥的作用，适用于体质虚弱、虚劳低热、肺燥肺痿、咳嗽咯血、皮肤枯槁粗糙便秘等。酥油为牛乳或羊乳经提炼而成。用牛乳提炼者为牛酥，以羊乳提炼者为羊酥。酥油营养丰富，中医学认为可以滋养五脏、补益气血、润泽毛发。《本草纲目》称："益虚劳，润脏腑，泽肌肤，和血脉。"蜂蜜也是补养佳品，富含多种微量元素，有养阴润燥、润肺补虚、和百药、解药毒、健脾气、悦颜色的功效。用酥油同蜂蜜煮粥，既香甜油润，又增加补益效果。《本草纲目》载："酥蜜粥，养心肺。"肺虚之人，长期服用，颇有裨益。

（2）健肺食养应注意的问题

要常吃一些养肺的食物。

黄精：本品能补肺润肺，尤适用于肺虚燥咳病症。可单用本品煎汤或熬膏服。如冰糖黄精汤，用黄精30克，加冰糖50克，用文火煎煮1小时，可治肺痿、咳嗽、咯血、低热等。若久服本品可预防和治疗肺结核、糖尿病、高血压、动脉硬化、风湿疼痛、病后体虚、贫血等多种病症。现代研究证明，黄精有增强老年人适应环境的能力和心肺功能的作用，可减少老年人细胞的突变，从而起到抗老延益的作用。常用药膳是：黄精30克，粳米50克，同煮做粥，早、晚食之，可补虚疗损、令人强健。

灵芝草：此药既补肺气，又补肾气，适用于肺肾两虚所致的咳嗽、气喘、虚劳等。如灵芝糖浆可治疗咳嗽、气喘；灵芝与人参配伍，可治疗由各种慢性疾病所致的面色萎黄、体倦乏力、短气懒言、两足痿弱等症。若久服之，可预防和治疗常见的冠心病、慢性气管炎、高

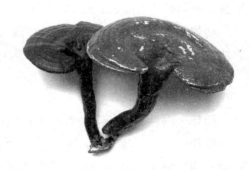

脂血症、支气管哮喘等症，以及各种原因引起的白细胞减少，从而起到延年益寿的作用。

在秋天养生要注意养肺：《素问·藏气法时论》说："肺主秋……肺欲收，急食酸以收之，用酸补之，辛泻之。"酸味收敛补肺，辛味发散泻肺，秋天宜收不宜散。所以，要尽可能少食葱等辛味之品，适当多食一点儿酸味果蔬。秋时肺金当令，肺金太旺则克肝木，故《金匮要略》又有"秋不食肺"之说。

秋燥易伤津液，故饮食应以滋阴润肺为佳。《饮膳正要》说："秋气燥，宜食麻以润其燥，禁寒饮。"《曜仙神隐书》主张入秋宜食生地黄粥，以滋阴润燥。因此，

秋季时节，可适当食用如芝麻、糯米、粳米、蜂蜜、枇杷、菠萝、乳品等柔润食物，可以益胃生津，有益于健康。

2. 强肝的食养

《内经》认为"肝者，罢极之本"。罢极为极限之意。这里讲的是肝主筋，筋主持运动，肝脏是极限运动的根本保证，当极限运动以后，肝脏又为体力的迅速恢复提供物质能量。《内经》说："食气人胃，散精于肝，淫气于筋"，又说："脏真散于肝，肝藏筋膜之气也。"可见肝脏的精气，能布散到筋，发挥其濡养作用。此外，肝主疏泄，主藏血，对人身气机的升降出入及血液的储藏、血量的调节都有十分重要的作用。所以，重视对肝的保健具有十分重要的意义。饮食滋养方如下。

泥鳅炖豆腐

原料：活泥鳅 100 克，豆腐 50 克，葱、姜各适量，食盐少许。

制作：活泥鳅先于清水中放养 1 天，去鳃与肠杂，洗净。豆腐切成小块，漂于清水中。姜、葱洗净拍松。泥鳅放锅中，加水适量，放姜、葱及食盐少许，清炖至五成熟，加入豆腐，再炖至泥鳅熟烂即可。温热食鱼、豆腐并喝汤，空腹适量食之，每日 1～2 次，连服 1 周。

功效：本方成品色白悦目、味鲜嫩软滑，有清热利湿、补中益气、解毒保肝的功效。适用于黄疸型肝炎和慢性肝炎。

蘑菇炖乌骨鸡

原料：蘑菇 200 克，乌骨鸡 1 只，食盐适量。

制作：乌骨鸡宰杀后，去毛和内脏，洗净，斩成大小适当的块。蘑菇洗净，撕成小块。将上二物放砂锅中，加水适量及少许盐，炖至鸡肉熟烂即可。温热适量食之，单食或佐餐均可。

功效：有补中益气、强身保肝的功效。适用于慢性肝炎。

醋骨汤

原料：米醋 1000 毫升，鲜猪骨 500 克，红糖、白糖各 120 克。

制作：猪骨洗净，放砂锅中，倒入米醋，并加红、白糖，不要加水，中火烧开，改小火煮至沸后 30 分钟停火，过滤取汁。成人每次 30～40 毫升，小儿 5－10 岁每次 10～15 毫升，每日 3 次，饭后服。

功效：养阴益肝、解毒散瘀。适用于病毒性肝炎有肝阴亏损表现者。

丹参黄豆汁

原料：丹参500克，黄豆1000克，蜂蜜250毫升，冰糖30克，黄酒1匙。

制作：丹参洗净，放砂锅中，加凉水以浸没为度，浸泡1小时后，用中火烧开，再改小火煎约半小时，滤出汁。再加水如上法煎取第二道汁，滤出并与头汁混合。黄豆洗净，用凉水浸泡1小时后，捞出倒入大锅内，加足量水，旺火烧开，加黄酒，改小火煮约3小时，至黄豆酥烂，离火趁温热将豆汁滤出。将丹参汁、豆汁同入瓷盆内，加蜂蜜、冰糖，盖上盖儿，上笼蒸约2小时，待冷后装瓷瓶封贮。余下黄豆可另做菜。每次1匙，饭后1小时开水冲服或米汤送下，每日2次。

功效：丹参为中医应用的主要活血祛瘀药物之一，对肝脏组织的修复和肝功能的恢复颇有助益。黄豆营养丰富，是补充植物性蛋白质的主要食品。慢性肝炎病人的饮食要求有质优、量足、产氨少的蛋白质，以利肝细胞的修复，黄豆是最佳的食疗之品。本方有活血祛瘀、补虚养肝的功能，适用于慢性肝炎，尤宜于兼见肝脾大者。

萝须枣豆粥

原料：玉米须60克，胡萝卜90克，大枣、黑豆各30克。

制作：胡萝卜洗净切成小块。玉米须放锅中，加水适量，煮沸后半小时，捞去须不用，下大枣、黑豆及胡萝卜，再煮至豆烂即可。温热空腹食之，1日分2次服完，连服数日。

功效：玉米须性平味甘，有一定的利尿、利胆与止血作用，尚含有维生素C与维生素K等，故可用治黄疸型肝炎。黑豆蛋白质含量极高，尚含有胡萝卜素、B族维生素等，是肝炎病人的食疗佳品。本方有健脾养肝、利湿退黄的功能，适用于黄疸型肝炎。

3. 补心的食养

心为"君主之官"，"五脏六腑之大主也"。历来都把心脏看作是人体的"中心器官"。心脏的生理功能主要有主血脉、主神志两个方面。心脏健康与否，直接影响到人体的健康与寿命。在当代，心脏病虽然可以得到许多有效治疗，但仍是人类死亡的主要原因之一。可见，心脏保健至关重要。增强心脏功能食养方剂如下。

宁心酒

原料：龙眼肉 250 克，桂花 60 克，白糖 120 克，白酒 2500 毫升。

制作：将龙眼肉、桂花、白糖共置坛内，倒入白酒，加盖儿密封，愈久愈佳，其味清美香甜。每日饮服 2～3 次，每次 15～20 毫升。

功效：安神定志，宁心悦颜。本方适用于神经衰弱，面色憔悴，失眠健忘，记忆力衰退，心悸等。糖尿病患者忌服。

补虚正气粥

原料：黄芪 30 克，人参 6 克，粳米 100 克，白糖少许。

制作：将黄芪、人参切成薄片，冷水浸泡半小时，用砂锅武火煎沸后，改文火煎成浓汁。取汁后，再加冷水如上法煎煮取汁。两煎药液相合，分两份于每日早、晚同粳米加水适量煮粥。粥成后加白糖少许，稍煮即可。早、晚空腹食用。根据各人情况，3～5 日为 1 个疗程。间隔 2～3 日再服。

功效：强心健脾，补虚扶正。

养心安神酒

原料：枸杞子 45 克，酸枣仁 30 克，五味子 25 克，香橼 20 克，何首乌 18 克，大枣 15 枚，白酒 1000 毫升。

制作：将诸药共捣碎，装入细纱布袋里，扎紧口，放入坛内，倒入白酒，封严，置阴凉处。7 日后开封，除去药袋，过滤取液即成。每晚临睡前饮服 20～30 毫升。

功效：养心和血，养肝安神。

莲子酒

原料：莲子 50 克，白酒 500 毫升。

制作：将莲子去皮，洗净，装入酒坛内，再将白酒倒入浸泡，加盖封严，每日振摇 1～2 次，15 日后开封，即可饮用。每日饮服 2 次，每次 15～20 毫升。

功效：养心安神，益肾固涩，健脾止泻。本方适用于心悸、失眠、肾虚遗

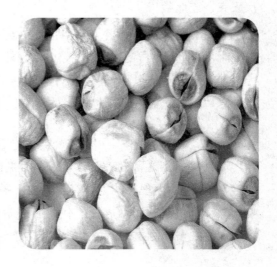

精、带下等症。

牛奶全麦粥

原料：全麦片 50 克，牛奶 150 毫升，白糖 50 克，精盐少许。

制作：将麦片在清水中浸泡半小时以上。用文火煮 15～20 分钟后，加入牛奶、盐继续煮 15 分钟，加入白糖，拌匀。按常规服。

功效：养心安神，润肺通经，补虚养血。

4. 胃气的食养

在中医学中，胃气是脾胃功能的总称，而脾胃是人体最重要的器官，是气血生化之源。人体的生长发育，维持生命的一切营养物质，都要靠脾胃供给。若脾胃功能减弱，则人体的生长发育、新陈代谢就会受到严重影响。所以，古代养生家特别强调"胃气"的重要性。我国古代最著名的医学家华佗曾说："胃者，人之根本；胃气壮，五脏六腑皆壮也……"《内经》说："人无胃气曰逆，逆者死。"总之，要养生，要延年益寿，必须要保养胃气。保养胃气食养方法如下。

长寿马兰头

原料：鲜马兰头 250 克，五香豆腐干 5 块，五香炒花生米 50 克，酱油、麻油、精盐、糖、味精各适量。

制作：炒熟的五香花生米脱衣后再用温火炒黄，豆腐干沸水略焯，与花生米分别切成细末；马兰头洗净沸水焯熟后挤干水分切成细末，各料拌和并加上调味品拌匀即可。

功效：此菜清热解毒、悦脾胃、滋养调气、润肺脏；如加上醋，还能防治高血压。

豆腐衣炒韭菜

原料：豆腐衣 100 克，韭菜 250 克，素油 75 毫升，淀粉、味精、酱油、黄酒各适量。

制作：豆腐衣酒水润湿，切成丝，韭菜择好洗净，切 1～2 寸长。开油锅，油温七成，加盐，将韭菜下锅，旺火急炒熟出锅，锅里加点儿熟油，放入黄酒、酱油、淀粉、味精、豆腐衣急炒几下，投入韭菜翻匀即可。

功效：豆腐衣养胃消痰，韭菜温中行气、解毒散血。此菜可治胃弱少食、咳嗽多痰、创伤瘀肿等证。

白煨猪肚

原料：猪肚 1 只，小茴香 50 克，生姜、盐、味精各适量。

制作：猪肚里外洗净切块，小茴香、生姜用纱布包好，锅内放水，投入肚块、纱包，旺火烧开，文火炖烂，加入盐、味精即可。

功效：可健脾胃、补虚损、止腹泻，也是糖尿病患者宜食的理想配餐。

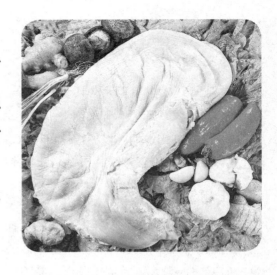

小黄鱼汤

原料：小黄鱼 250 克，素油 100 毫升，雪菜 25 克，肉汤 250 毫升，黄酒、盐、糖、淀粉、味精、葱、姜末、麻油各适量。

制作：小黄鱼洗净去头和内脏，加盐、黄酒、淀粉腌一会儿，开油锅。油温七成，把小黄鱼放入两面煎黄捞出。锅留底油，倒入姜、葱、雪菜、煸炒，下入肉汤、糖烧开，放进小黄鱼，加麻油、味精烧开即可。

功效：此汤滋补健身、开胃消导，且肉质细嫩，含大量优质蛋白，是理想的营养菜肴。

南瓜芋泥饺

原料：南瓜 250 克，芋艿 300 克，糯米粉 500 克，猪瘦肉 100 克，水发香菇 50 克，麻油、盐、味精各适量。

制作：南瓜蒸酥去皮压成茸，加入糯米粉和成面团；芋艿蒸酥去皮压成泥，加肉丁、香菇丁，用油炒熟，调味成馅。将面团分成若干份，分别包上馅制成饺子，上屉蒸熟即可。

功效：此饺可滋阴补胃健脾、利尿消肿，还是糖尿病患者的理想食品。

芝麻蜜糕

原料：黑芝麻 100 克，蜂蜜 150 毫升，玉米粉 200 克，面粉 500 克，鸡蛋 2 个，发酵粉适量。

制作：黑芝麻炒香研碎，和入玉米粉、面粉、蛋液、发酵粉、蜂蜜，加水和成面团，

35℃保温发酵 1.5 ～ 2 小时，上屉蒸 20 分钟即熟。

功效：此糕可保肝、健胃，促进红细胞生长。

5. 肾气的食养

中医养生学认为，人体生长发育、衰老与肾气关系密切。可以说衰老与否、衰老速度、寿命长短，在很大程度上取决于肾气的强弱。肾气旺盛，人就不易衰老，衰老速度也缓慢，寿命也长；反之，肾气衰，衰老就提前，衰老的速度也快，寿命也短。正如我国著名医学家叶天士所说，"男子向老，下元先亏"。这里的下元，即指先天元气，元气藏于肾，元气亏，即肾气虚，故人体变老。强壮肾气的食养佳肴如下。

苁蓉虾球

原料：虾仁 250 克，肉苁蓉 10 克，鸡蛋 2 个，面粉 150 克，黄酒、葱、姜、发酵粉、盐、味精各适量。

制作：肉苁蓉加少许水煮 20 分钟，沥出的汁水加入面粉、蛋液、姜汁、葱花、盐、发酵粉搅拌成糊状；虾仁加酒、盐、味精稍腌，拌入糊中；用匙舀起虾仁糊，在四成热的油锅中炸至金黄色即可。

功效：此菜可补肾阳、益精血，主治阳痿、筋骨不健等症。

蒜爆羊肉

原料：羊肉 250 克，大蒜 20 克，薤白 20 克，酱油、食盐、黄酒、淀粉、白糖、香油各适量。

制作：将羊肉切成大薄片；大蒜、薤白切片，与羊肉一起放入碗内，加酱油、食盐、黄酒、淀粉、白糖拌匀。锅内入油，旺火烧热后，放入上述原料，煸炒至肉熟，调汁紧裹时，淋上少许香油即出锅。

功效：益肾气，壮阳道。

戌戌酒（《养老方》）

原料：狗肉 1000 克，糯米 1000 克，酒曲适量。

制作：狗肉洗净，煮烂，捣如泥；糯米煮成干米饭，与狗肉泥拌匀，待冷，加酒曲适量，发酵成为酒酿。

功效：大补元气，温肾助阳，健脾养胃。

6. 抗衰老食养

尽管每一个人都想永葆青春、充满朝气、充满活力，但衰老总有一天要降临到每个人的头上，这是不以人们的意志为转移的客观规律。衰老虽然不能避免，但可通过努力，延缓衰老。抗衰老的方法，人们现在已经找到了不少，其中之一就是中医学的传统药膳。抗衰老的食养方法如下。

人参黄芪粥

原料： 人参 5 克，黄芪 20 克，粳米 80 克，白糖 5 克，白术 10 克。

制作： 人参、黄芪、白术去净灰渣加工成片，清水浸泡 40 分后，放砂锅中加水烧开，再用小火慢煎成浓汁，取出药汁后，再加水烧开后取汁。早、晚分别煮粳米粥，加白糖趁热食用。5 日为 1 个疗程。

功效： 补正气，疗虚损，抗衰老。适用于五脏虚衰、久病体弱、气短自汗等症。

王浆蜂蜜

原料： 蜂王浆、蜂蜜各适量。

制作： 将王浆与蜂蜜配成 1% 的王浆蜂蜜。4 岁以下每次服 5 克，5 － 10 岁 10 克，10 岁以上 20 克，每日 2 次，20 日为 1 个疗程，连服 3 个疗程。

功效： 滋补强壮、益肝健脾，适用于病后虚弱、小儿营养不良、老年体衰等症。

代茶汤

原料： 白术 4.5 克，麦冬（去心）3 克。

制作： 将上药同煎做汤，夏天代茶饮。

功效： 补脾燥湿，生津止渴，适用于老年脾虚、津少口渴，久服延年耐衰。

芝麻茯苓粉

原料： 芝麻、茯苓各等量。

制作： 将芝麻炒熟，与茯苓混合，研成细粉。晨服 20 ～ 30 克，加适量白糖。

功效： 补益脾肾，延年益寿，抗衰老。

大枣膏

原料： 大枣 500 克。

制作：将枣去核，加水煮烂，熬成膏状，加红糖500克，拌匀使溶。每服15克，每日2次，开水冲服。

功效：健脾和胃，补益气血，抗衰老，疗疾延年。

7. 养颜护肤食养

皮肤的健美与营养均衡关系极为密切。一旦营养不良，不仅容颜憔悴、双目无神，皮肤也缺乏血色或苍白或灰暗无华。反之，多食大鱼大肉虽然可以供应充沛的体力，但因此而产生的体内代谢物若不能及时排出体外，反而得不偿失，尤其是日久天长，蓄积于体内的尿酸将引起内脏功能障碍和老化。看来，营养缺乏和营养过剩都直接有害人类对皮肤健美的追求。药膳养颜润肤方法如下。

肉皮冻

原料：肉皮500克，清水1000毫升，葱、姜、花椒、大料、酱油、精盐、黄酒各适量，黄豆100克，味精、香菜、辣椒油、香油、醋、蒜泥各适量。

制作：将肉皮除去毛和肥膘，放在开水中煮一下捞出，切成条状。锅中放入清水、肉皮、葱、姜、花椒、大料、酱油、精盐、黄酒、黄豆，一起熬煮，煮时注意撇去浮沫。当汤汁熬至稠浓时，捞出调料，放入味精，倒入容器内冷却即成。吃时，切成小块，倒上香菜、辣椒油、香油、醋、蒜泥，拌匀即可食用。

功效：常吃使皮肤光滑，保持弹性，延缓衰老。

红烧海参

原料：水发海参500克，高汤200毫升，淀粉、糖各30克，葱油40毫升，酱油20毫升，料酒30毫升，味精4克，毛姜水、盐各适量。

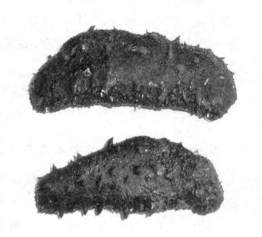

制作：将海参破刀切一条，用开水烫一下，用高汤、料酒、盐、毛姜水上火煨一煨，汤滗出不用。再以高汤下入料酒、酱油、味精、盐、糖，汤沸后尝好味，勾芡，淋入葱油即成。

功效：常吃可保持皮肤滋润，增加

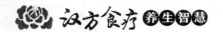

皮肤弹性，延缓衰老。

五白糕

原料：白扁豆 50 克，白莲子 5 克，白茯苓 50 克，白菊花 15 克，白山药 50 克，面粉 200 克，白糖 100 克。

制作：将扁豆、白莲子、白茯苓、白山药、白菊花磨成细粉，与面粉调匀，加水和面或加鲜酵母令其发酵，发好后揉入白糖，上笼沸水武火蒸 30 分钟，至熟，切块，做主食。

功效：健白除湿，增白润肤，适用于由痰湿所引起面部黄褐斑。

参苓山药汤圆

原料：人参 5 克，茯苓 10 克，淮山药 10 克，干江米粉 250 克，豆沙泥 50 克，白糖 100 克，熟猪油 20 毫升。

制作：人参、茯苓、淮山药研细末，过 80 ～ 90 目筛；药粉与白糖、豆沙泥、猪油共拌匀，做成直径约 1 厘米的丸子；滚上江米粉，做成汤圆，沸水中煮熟，做早、晚餐或点心。

功效：补益脾胃，强肾益气，经常食用，能使步履轻盈、面色红润、精神壮旺。

8. 健体的食养

增力，就是指增强体力。它有广义与狭义之分：广义的增力，是指增强身体的适应能力，包含肌力、耐力、灵敏性、柔初性和弛缓性等内容，即增强身体在一切环境中的适应能力；而狭义的增力，则是指增强四肢的气力。二者的关系是：广义的增力包含有狭义增力的内容，狭义增力又是反映广义增力的客观指标之一，两者相互影响，不可分割。

中医学认为，体力依赖于人体脏腑功能的正常活动，其中以脾肾关系最为密切，心肝肺为辅。常用的食养方法如下。

苁蓉五味酒（《中国帝王媚药补酒》）

原料：肉苁蓉、五味子、山茱萸、淮山药、茯苓各 48 克，甘味料 300 克，酒 1000 毫升。

制作：上述药切碎或捣碎，亦可加甘味料与酒共同浸透，存 50 日后饮用。每日饮 2 ～ 4 小杯。

功效：本药酒益气壮阳、补血益精、功能强身除倦、延年益寿、镇惊安神，劳动后饮上几杯可消除疲劳、恢复体力、振奋精神，平日有喝酒习惯的，不妨常喝此酒。本药膳均有益于体力劳动者劳动后饮用，若能常年食用，不仅可增力壮体，且可延年益寿。

烧明虾（《食在宫廷》）

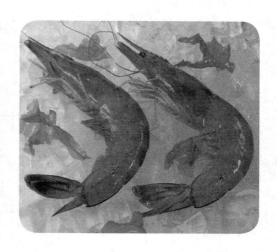

原料：大虾10尾，葱半根，鲜姜末10克，大蒜末10克，酱油25毫升，酒10毫升，油450毫升。

制作：大虾去须、足，不去皮，用水洗净后抽去脊线和腹线，用刀背将虾身轻轻叩松。将450毫升油倒入铁锅中，用大火烧热后下入大虾，炸10秒钟左右捞出将锅内油倒出，留30毫升，仍坐火上，投入葱、姜，炝出香味后加入酱油，下入大虾，再加入蒜末和酒，炒四五分钟出锅装入盘中，即可供食。

功效：本菜为滋补佳品，有补肾助阳、通脉之作用，平常人食之能健身强力，有虚寒、阳痿早泄、体虚无力者尤宜常食。

酿鸽蛋

原料：鸽蛋12个，猪肥瘦肉50克，火腿、南芥、面粉、姜末、绍酒、白酱油、食盐、味精、香油各适量。

制作：将生鸽蛋煮五成熟（不要把蛋黄煮熟），剥去皮，用刀削下一个盖儿，把蛋黄倒出来，把肥瘦肉和火腿、南芥剁成碎末，用香油、食盐、白酱油、绍酒、味精、姜末调匀，制成馅，装在蛋清里，盖上盖儿放在碗里，上笼蒸熟滤出汤，锅里少添一点儿油，上火加热，把其汤水浇在鸽蛋上即成。

功效：滋养气血，强健身体。

9. 壮阳的食养

人人都希望家庭美满幸福，尽管每个人的标准各不相同，但有一条是一致的，即双方性功能和谐。俗话说："一日夫妻百日恩，百日夫妻似海深。"这里的"恩"和"深"，很重要的一点就要体现在性的满足上。正如大思想家孔子所指出的："食色，性也，人之大欲也。"就非常清楚地说明了夫妻双方的性满足是何等重要。增强性功能食养方法如下。

回春补益酒

原料：仙茅、淫羊藿、南五加皮各 240 克，酒 1500 毫升。

制作：先以淫羊藿浸酒，储存 21 日后，启封滤去渣，挤净，再以此药酒浸透仙茅和五加皮（仙茅要在前 1 日先以米泔泡一宿，再浸酒，以除其毒气）21 日，每次饮 1 杯。

功效：补肾固精，利行房事，尤适用于肾气不足而致性欲低下者饮用。

枸杞豉汁粥

原料：枸杞子 50 克，豉汁 50 毫升，粳米 100 克。

制作：先煮枸杞子去楂取汁，再入粳米煮粥，待熟，下豉汁，搅拌，煮沸。随意食用。

功效：补益肝肾，和养胃气，适用于体虚久病、房事衰弱。

莲子茯苓散

原料：茯苓、莲子各 90 克。

制作：两味共研粉，每服 15 克，每日 2 次。在每两餐之间空腹时用温开水送服。

功效：补益脾肾，固精安神，适用于性神经衰弱、遗精、阳痿等。

二仙烧羊肉

原料：仙茅 15 克，仙灵脾 15 克，生姜 15 克，羊肉 250 克，调料适量。

制作：前 3 味装入布袋中，扎口；羊肉切片，同药袋共煮至羊肉熟烂，去药袋，加盐、味精调味。食肉饮汤，每日 2 次。

功效：补肾阳，适用于肾阳不足之性功能低下。

牛奶玉液

原料：粳米 60 克，炸胡桃仁 80 克，生胡桃仁 45 克，牛奶 200 毫升，白糖 12 克。

制作：先将粳米洗净，用水浸泡 1 小时捞起，滤干水分，和生胡桃仁、炸胡桃仁、牛奶、清水拌匀磨细,再用罗斗过滤取液待用;锅内注入清水烧沸,入白糖溶化后,将前滤液慢慢倒入,搅匀烧沸即成。随意饮用。

功效:补肺益肾,滋养润燥,适用于性功能低下。

对虾酒

原料:新鲜大虾 1 对,白酒(60 度)250 毫升。

制作:虾洗净,置瓷罐中,加酒浸泡 10 日后用。每日随量饮用,酒尽后,虾烹食。

功效:补肾壮阳,适用于性功能减退、阳痿、遗精等症。

合欢酒

原料:合欢皮 600 克,米酒或高粱酒 3000 毫升。

制作:药切碎,和酒装入大口瓶中,密封存贮 3 个月,每晚饭前及睡前饮 1～2 杯。

功效:强身、补精,适用于性功能减退、阳痿等症。

10．益寿的食养

自古以来,人们都希望健康,更渴望长寿,但是如何才能长寿呢?中医养生学认为,人体的生长发育、寿命的长短,在很大程度上取决于肾气的强弱。若肾气旺盛就不易变老,变老的速度也缓慢,寿命也就长;反之,肾气衰,变老就提前发生,变老的速度也快,寿命也就短促。因此,凡能补益肾精和强化元气的食养皆可增强肾的功能,以激发生命活力,这样就可起到延年益寿的作用。此外,中医学认为,"有胃气则生,无胃气则死",而胃气是脾胃功能的总和。脾胃共同完成饮食水谷的消化吸收功能,如果脾胃虚衰,不能消化吸收饮食水谷,人体所需要的营养物质得不到及时补充,便会出现营养不良、贫血、水肿、气短、头晕、四肢无力等各种各样的疾病或症状,从而大大缩短寿命。如《养老奉亲书》里说:"故饮食进则谷气充,谷气充则气血胜,气血胜则筋力强。"这里的筋力强,即是身体健康的表现,长此下去,寿命就会大大延长。延年益寿的食养方法如下。

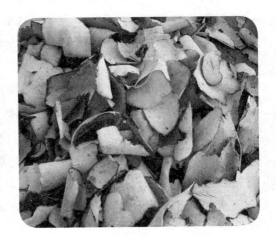

茯苓酒（《饮膳正要》）

原料：茯苓 60 克，糯米 500 克，酒曲适量。

制作：茯苓洗净，加水适量煎煮。每 30 分钟取煎液 1 次，共取 2 次。再将煎液与糯米共同烧煮，做成糯米干饭，待冷，加酒曲适量，拌匀，发酵成为酒酿。或用冷浸制酒法，将茯苓放入白酒，浸泡 7 日后开取食用。

功效：健脾补中，利水渗湿，耐老延年。

大豆汁（《肘后备急方》）

原料：黑大豆 250 克。

制作：黑大豆洗净，入锅，加水煮汁，至大豆熟烂，煎液黏稠如饴，停火。饮汁，经常食用。

功效：利水下气，活血解毒，耐老不衰。

黄精粥（《饮食辨录》）

原料：黄精 15 克，粳米 50 克，红糖适量。

制作：黄精煎取汁液，入粳米煮粥。或黄精洗净，用水泡软，切成细丁，与粳米同煮为粥，粥成时调入红糖。每日 2 次。

功效：润肺滋肾，延年长生。

11．防癌的食养

有关资料证实癌症是机体内细胞分裂失控、任意繁殖、发生性变，从而损害健康、危及生命的一类疾病。有关资料证实，癌症、心血管疾病和脑血管疾病已成为人类死亡的主要原因。现代医学的大量研究资料，发现 80% ～ 90% 癌症的形成与环境因素，如地理条件、生活方式、饮食习惯等有关。如果对这些因素采取适当的控制措施，并做到早期发现和早期治疗，就可以达到防治癌症的目的。

膳食作为环境因素的一部分，与癌症关系错综复杂，既存在着潜在的致癌因素（高脂肪、黄曲霉素污染、酗酒等），也存在着防癌成分（充足的蛋白质、膳食纤维、胡萝卜素、维生素 A、维生素 C、微量元素硒等）。我们在食物调配时，注意扬长避短，充分发挥防癌成分的作用，尽量减少致癌因素，组成完全、平衡的合理膳食，将有助于癌症的预防。常用防癌、抗癌的佳肴如下。

香油拌芦笋（民间验方）

原料：芦笋250克，食盐、香油各适量。

制作：芦笋洗净，切成薄片，放入开水锅内焯熟捞出，沥干水分，调入香油和食盐，拌匀凉食。佐餐食用。

功效：抗痨，防癌。其中芦笋味苦甘，性微寒，功效抗痨、防癌，主要用于肺结核和恶性肿瘤的防治。芦笋无论生食、熟食或罐头制品均有抗癌作用，食量不限。

蛎黄汤（《本草拾遗》）

原料：鲜牡蛎肉250克，猪瘦肉100克，黄酒、淀粉、食盐各适量。

制作：牡蛎肉洗净，猪瘦肉切片。把牡蛎肉、瘦肉放入小碗内，以黄酒、淀粉拌好，倒入开水锅中煮至嫩熟，以食盐调味，佐餐食用。

功效：滋阴养血。其中牡蛎又称蛎黄、蛇子肉，为牡蛎科动物。江牡蛎的肉，味道鲜美，多作汤食。近年来发现牡蛎肉中有一种糖蛋白，对多种癌细胞都有抑制作用。

牡蛎肉与猪瘦肉皆为滋阴养血之品，后者兼能益气。二者味均甘咸，甘能补益，咸可软坚。本品性质平和，不凉不燥，适应面广泛。无论各种肿瘤，但见气阴两虚证者均可辅以汤食。

蘑菇猪肉汤（民间验方）

原料：鲜蘑菇100克，猪瘦肉100克，食盐适量。

制作：先将猪瘦肉、鲜蘑菇切成片，加水适量做汤，用少许食盐调味。佐餐食用。

功效：滋阴润燥，健脾益气。其中蘑菇，为黑伞科植物蘑菇的子实体，现多由人工栽培。味甘性凉，功效补益肠胃、化痰散寒。含有多种氨基酸、维生素和矿物质等营养成分。现代药理研究表明，有增强机体免疫功能和抑制肿瘤细胞生长的作用。猪瘦肉滋阴液，丰肌体，润肠燥。蘑菇与猪肉相配，可以滋阴润燥、健脾益胃。尤适合于放疗、化疗后白细胞减少、食欲缺乏的肿瘤患者食用。

海带醋（《太平圣惠方》）

原料：海带50克，米醋200毫升。

制作：海带切成细丝，或研成粉末，浸泡在米醋中，密闭储存备用。每日服用10毫升，或以此醋调制菜肴用。

功效：软坚消瘤，活血化瘀。海带味咸性寒，软坚消瘿，利水止血；若用醋制，消肿软坚之力更强，兼以活血散瘀。海带醋，可作为日常防癌保健食品，经常食用。

海带防癌抗癌的途径有两种。一是通过供给充足的碘来减少患甲状腺瘤的危险；二是海带提取液能直接抑制多种肿瘤细胞生长，并可延长白血病小鼠的生命；三是海带中的藻胶属植物纤维，具有很强的吸水性，可稀释肠内致癌物质浓度。

黄鱼鳔酥

原料：大黄鱼鳔 100 克。

制作：黄鱼鳔洗净，沥干，用香油炸至酥脆，取出，压成粉末，待冷装瓶备用。每次 5 克，每日 3 次，温水饮服。

功效：祛风活血，解毒抗癌。其中大黄鱼鳔味甘性平，无毒，祛风邪，消肿毒，行瘀止血，补血填精。民间常用于食管癌、胃癌、淋巴结核、小儿惊风、破伤风、吐血、滑精等症。

12．减肥的食养

单纯性肥胖是机体脂肪过多使体重超出正常的一种症状。不仅影响人的整体美观，还严重危害身体健康。肥胖是糖尿病、高血压病、动脉粥样硬化性心脏病、脂肪肝等多种疾病的危险因素，日益引起人们的关注。

现代营养学对肥胖症的饮食主要给予低热量平衡膳食，其目的在于限制热量的摄入，让体内热量呈负平稳状态，而使沉积的脂肪逐渐减少。由于所供给的膳食中营养素充足完全，比例适宜，在减肥过程中，不易损害身体，因而是一种比较安全、稳妥的方法。

医学界普遍认为，肥胖与饮食、劳逸、体质、情志等因素有关，多属标实本虚之证。标实以湿、水、痰、食、瘀为主；本虚则以脾肾虚、肝失疏泄为主。治则大体归为健脾化湿、消导通腑、疏肝利胆、温阳补肾、理气活血 5 法。鉴于肥胖病机复杂，应用时宜标本兼顾，补泻并施。古代减肥方，以健脾化湿和温阳利水见长，肥胖者可根据自身状况，

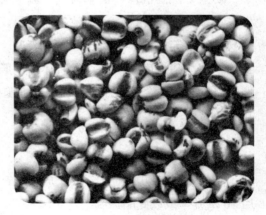

酌情使用。有利于减肥轻身的食物有赤小豆、绿豆、薏苡仁、燕麦、荞麦、魔芋、冬瓜、黄瓜、西瓜皮、绿豆芽、鲤鱼、鲫鱼、荷叶、茶叶、山楂等。减肥轻身的食养方法如下。

薏苡仁粥（《食医心镜》）

原料：薏苡仁 30 克，粳米 50 克。

制作：先将生薏苡仁洗净晒干，碾成细粉，收贮备用。取薏苡仁粉，与粳米一起下锅，加水煮至粥成。每日 2 次。

功效：健脾利湿，轻身健美。其中薏苡仁是一种古老的保健品，早在西汉的《神农本草经》一书中就有记载，因其有"久服轻身益气"的功效，而列为上品，供人服食。其轻身效果可能来自于两个方面：一则薏苡仁其性微降而渗，故能去湿利水，以其去湿，因而利关节，除脚气，使行动轻健、敏捷；二则性味甘淡，甘以健脾，培补脾土，渗以除湿，补脾而不滋腻，淡渗而不峻利，为清补渗湿之品。脾虚湿盛所致的水肿、胀满、虚胖者服食后，水去胖消、周身轻松。薏苡仁力势和缓，须加倍使用才可见效，所以一般用量较大。

荞麦面条

原料：荞麦面 500 克。

制作：荞麦面加清水和面，做成面条、面片、糕饼等面食。经常食用。

功效：开胃宽肠，下气消积，降脂降糖。其中荞麦味甘性凉，可开胃宽肠，下气消积。近年来发现其降脂、降糖作用强于甜荞。现经过加工处理，除去苦味，已做成各式挂面，供人食用。

冬瓜汤（《圣济总录》）

原料：冬瓜 500 克。

制作：冬瓜去皮、子，取白瓤切片，入锅中加水，煮熟。淡食或以少许食盐调味。佐餐食用。

功效：清热利尿，瘦人轻健。

传统医学认为，冬瓜味甘淡，性微寒，功能清热解毒，尤善利尿除肿，消胖轻身。唐代孟诜曰："欲得体瘦轻健者，则可长食之，若要肥则勿食也。"本品性质平和，作用力缓，需久服方可见效。脾肾阳虚泄泻者忌用。

荷叶饮

原料：鲜荷叶 30 克。

制作：荷叶洗净，撕成碎片，入瓷杯中，沸水冲泡，温浸 15 分钟后即可饮服，如无鲜品，可以 10 克干品代之，制法如上，代茶饮。

功效：清暑利湿，升阳散瘀，降脂减肥。

13．健脑的食养

人人都希望自己的大脑聪明，以便在学习、生活、工作中，取得更大的成效。但又如何使大脑聪明呢？尽管方法很多，但重要的一条是食养。脑组织由脂质、糖蛋白、钙、磷等物质构成，大脑在活动时还需要多种物质参与代谢。因此，人们除每日摄取必要热量外，还必须补充某些特殊营养物质，如此才能保证大脑正常工作。经研究比较肯定的有下列食物：植物性的有核桃、黑芝麻、金针菜、小米、玉米、大枣、海藻类、香蕈、南瓜子、西瓜子、葵花子、杏仁、榛子、栗子、花生、豆制品等；动物性的食物有猪、鱼、羊、鸭、鹌鹑、牡蛎、海螺、乌贼、鱼、虾等。此外，我国自古有"以脑补脑"之说，人吃动物的脑是有益的。健脑食养方法如下。

龙眼莲子粥

原料：龙眼肉、莲子各 15 克，大枣 20 个，江米 50 克，白糖适量。

制作：莲子去皮，其心与大枣、江米同煮至粥将成时，加入龙眼肉，继续煮至粥成，加白糖搅匀服用。

功效：能益气养血、补心安神，尤适用于心血亏虚、脾气虚弱、心悸、健忘、少气、面黄肌瘦者。

鲤鱼脑髓粥（《寿亲养老新书》）

原料：鲤鱼脑髓 5 ～ 10 克，粳米 50 克，葱、姜、黄酒、食盐各适量。

制作：取鲤鱼脑髓，洗净切碎，备用。粳米煮粥，粥将成时，入鲤鱼脑髓、葱、姜、黄酒、食盐，继续煮 10 分钟停火。每日 2 次。

功效：补脑髓，聪耳。鲤鱼脑髓味甘，性平，善补脑髓，脑髓充则肾气旺，肾开窍于耳，脑髓与耳又有脉络相连。适用于老人耳聋。

核桃草鱼头

原料：草鱼头2个（约1500克），核桃肉150克，何首乌15克，天麻6克，生姜、葱各15克，精盐5克，胡椒粉3克，味精2克，料酒25毫升，猪油100克，冬笋、豌豆尖各60克。

制作：将核桃肉用开水泡涨，剥去皮，洗净；何首乌、天麻洗净；鱼头去鳃洗净，下颚劈开，顶部不劈；冬笋剖成两半，顺切成2厘米的厚片；生姜洗净拍破，葱切成长段；豌豆尖洗净。将锅置火上，加入猪油，待热时下姜、葱煸出香味，入清水约2500毫升，再放鱼头、核桃肉、何首乌、天麻、冬笋、料酒、精盐、胡椒粉，用大火烧开，撇去浮沫，倒入砂锅内，改用小火烧至鱼头熟时，下豌豆尖。拣出葱、姜、何首乌不用，调入味精，佐餐食。

功效：健脑、补脑、益智，适宜于脑力不足、思维不够敏捷的人经常服用。

健脑酒

原料：远志、熟地黄、蔓荆子、五味子各18克，石菖蒲、川芎各12克，地骨皮24克，白酒600毫升。

制作：上药浸入酒中，7日后过滤，去渣取汁，倒入玻璃瓶中，密盖，勿使气泄，每次10毫升，早、晚各1次，20日服完1剂。

功效：健脑益智，适用于健忘、心悸失眠、腰膝酸软等症。

灵芝心子

原料：灵芝15克，猪心500克，卤汁等调料适量。

制作：灵芝去杂质洗净，用水稍闷，煎熬2次，收汁滤取；葱、姜洗净，葱切节，姜切片；猪心剖开，洗净血水，与药液、葱、姜、花椒同置锅内，煮至六成熟，捞起稍凉凉，再放入卤汁锅内，文火煮熟捞起，揩净浮沫；取适量卤汁，

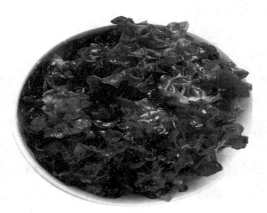

加入食盐、白糖、味精、芝麻油，加热收成浓汁，均匀地涂在猪心里外。

功效：安神、益神、健脑、益智，适用于病体虚弱、记忆力差、失眠、不耐思考。

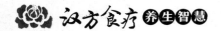
木耳粥

原料：黑木耳 30 克，粳米 100 克，大枣 3～5 枚，冰糖少许。

制作：先将木耳浸泡半天；再用粳米大枣煮粥，待煮沸后，加入木耳、冰糖适量，同煮为粥。

功效：润肺生津，滋阴养胃，补脑强心。

14．固齿的食养

众所周知，牙齿虽小，作用却很大，它不仅是用来维持人体生命的重要器官，而且与语言、发音及保持脸部正常形态有密切关系，与美容也有不解之缘。健牙固齿的食养方法如下。

滋肾固齿八宝鸭（《中医营养学》）

原料：白鸭 1 只（约重 1500 克），黑芝麻、桃仁、桑葚、水发莲子、芡实、大枣、薏苡仁各 20 克，糯米适量（以填满鸭腹为度），盐、黄酒、味精各适量。

制作：去肠脏、洗净，腹腔内装入黑芝麻、桃仁、桑葚、水发莲子、芡实、大枣、薏苡仁，再加入糯米、盐、酒、味精至满，用线缝合腹腔口，放在蒸锅内蒸约 2 小时拆线，即可食用。

功效：鸭肉滋阴补虚，黑芝麻、核桃肉、桑葚、莲子、芡实、大枣、薏苡仁、糯米均为平补脾肾之品，经常吃，能补肾健脾、固齿，尤其对体虚，牙齿发育不良儿童有效。

固齿补肾散

原料：当归（酒浸）、小川芎、荆芥穗、香附末、白芍药、干枸杞子、熟地黄各 75 克，川牛膝（去芦、酒浸）60 克，细辛 9 克，补骨脂 45 克，升麻 15 克，青盐 9 克。

制作：上药研为末，用老米 500 克，煮饭和成丸，阴干，入瓦砂罐封固，炭火或桑柴火烧成灰存性，研为末，用铝盒盛之，晨以药粉擦牙，然后温水漱咽，服下。

功效：补益精血，祛风清热，固齿乌发。

杜仲杞鹑汤

原料：鹌鹑 1 只，枸杞子 30 克，杜仲 15 克。

制作：三味水煎取汁，饮汤食鹑。

功效：补肝肾、强筋骨、强腰膝，适用于肝肾虚之牙齿不坚、腰膝酸软。

栗子粥

原料：栗子 100 克，粳米 100 克，冰糖 100 克，清水 1000 毫升。

制作：栗子用刀切开，去壳取肉，切成碎米粒大小，将粳米淘洗干净。放入锅内加清水，栗子上火烧开，加入冰糖熬煮成粥即可，早、晚食用。

功效：益气、厚肠胃、补肾气、固齿，适用于肾虚之牙齿不固。

15．乌发的食养

《堂·吉诃德》一书里这样写道："她们的头发披在肩上，就像随风飘荡的太阳光线一般。"这里说的是美发的流光轻泻。"绿云扰扰梳晓鬟""片片行云看蝉鬓"，这是唐代大诗人的生花妙笔，亦赞美女性的美发。

人们称赞美发，不惜笔墨，这说明美发是使容颜鲜亮的重要手段。自古以来，女性不惜在美发上下功夫，人们很早就发现美发不仅是增添自身妩媚的一种造型艺术，而且也是一种可以灵活多变的美容手段。有人说，头发是人的第二张脸。乌亮的头发，不仅在美容上可以成为天然的装饰品，而且也是一个人仪表美和身体健康的标志。使头发乌黑发亮的食养方法如下。

肉骨头汤

原料：牛骨或猪骨。

制作：将骨头砸碎，1 份骨头加 5 份水，用文火煮 1 ～ 2 小时；骨头汤冷却后在容器底部沉积一层黏质的物质；在食用时将骨头汤摇匀，用这种汤炖菜、烧汤或当佐料均可。

功效：美发、乌发。

黑芝麻糖

原料：黑芝麻，白糖。

制作：将黑芝麻洗净晒干，用文火炒熟，碾磨成粉，配入等量白糖，装到瓶中，随时取食；早、晚用温水调服 2 羹匙；也可冲入牛奶、豆浆或稀饭中随早点食用或蒸做糖包。

功效：养血，润燥，补肝肾，乌须发。

酥蜜粥

原料：糙米 100 克，酥油（牛酥、羊酥均可）20 ～ 30 克，蜂蜜 15 毫升。

制作：将三味用火同煮成粥，可长期随意食用，不受疗程限制。

功效：养发美发。

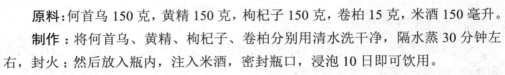

乌须生发酒

原料：何首乌 150 克，黄精 150 克，枸杞子 150 克，卷柏 15 克，米酒 150 毫升。

制作：将何首乌、黄精、枸杞子、卷柏分别用清水洗干净，隔水蒸 30 分钟左右，封火；然后放入瓶内，注入米酒，密封瓶口，浸泡 10 日即可饮用。

功效：补血养颜，生毛发，乌须发，去黑斑；也适用于身体虚弱、气血不足而致头晕眼花、失眠、心跳者。

16. 安神助眠的食养

安神，是指精神安定不急躁，能够冷静、客观地处理和思考问题。即《内经》中所说的"精神内守"，而"精神内守"可做到"病安从来"。因此，能够经常使自己的情绪稳定，戒骄戒躁，不心血来潮，忘乎所以。

如果不吃饭，人可以活 20 天；但不喝水，只可能活 7 天；要是不睡觉，则只能活 5 天。可见，对人来说，睡觉比吃饭、喝水更为重要。失眠的人智力及记忆力明显下降，精神萎靡，抵抗力差，并且衰老加速。有关文献显示：一天睡眠不足，就可以导致第二天的免疫力下降，其中 76% 的人呈大幅度下降，其中经常失眠者的衰老速度可达正常人的 2.5 ～ 3 倍。安神助眠的食养方法如下。

肉烧刀豆

原料：鲜刀豆 500 克，熟肉条 100 克，茭白肉 25 克，素油 750 毫升，酱油 25 毫升，肉汤 200 毫升，淀粉、味精、姜末、葱花、黄酒各适量。

制作：刀豆撕去两边硬筋切成 1.5 寸长，茭白肉切粗丝，开油锅油温七成，投入刀豆，旺火旺油炸半分钟，见刀豆发软即捞出沥油；锅留底油倒进酱油、肉条、茭白丝、炸过的刀豆、姜末、酒，炒几下加肉汤烧 2 分钟加味精，水淀粉勾薄芡即可。

功效：健脾和中，消暑化湿，安神养心。

豆苗菊花

原料: 青鱼（中段）500 克,豌豆苗 50 克,素油 500 毫升（实耗 75 毫升）,酱油、黄酒各 25 毫升, 干淀粉、味精、糖、姜、葱、麻油各适量。

制作: 青鱼洗净去内脏切成 1.5 寸宽的长条, 再斜刀切 4 刀为一个花（第 4 刀花刀段鱼皮）, 全部切完后放酱油、酒腌 10 分钟, 再用干淀粉将每块鱼抹匀, 滑锅放油, 旺火烧至油温七成, 把鱼皮向上、鱼肉向下, 放在锅里炸, 呈金黄色出锅, 花纹向上摆在盘里。锅留底油, 放入姜、葱、酱油, 加水烧开, 放进豌豆苗, 翻炒几下, 加味精、麻油, 装盘绕鱼围一圈即可。

功效: 滋补肝肾, 养血安神等。

韭菜炒蛤蜊

原料: 韭菜 500 克, 蛤蜊肉 150 克, 素油 50 毫升, 盐、黄酒、姜丝、糖各适量。

制作: 韭菜择好洗净切 1 寸长段, 蛤蜊肉洗净用开水烫 3 分钟取出切丝。锅油温八成, 倒入韭菜、蛤蜊肉、盐、姜丝旺火翻炒, 放入酒炒几下, 放糖拌匀即可。

功效: 养胃安神、补肾利尿, 可治食欲缺乏、睡眠不安、高血压、水肿等症。

生脉饮（李东垣方）

原料: 人参 6 克, 五味子 9 克, 麦冬 9 克。

制作: 将人参与五味子、麦冬共用文火煨煎, 反复熬 3 次, 将药液混合, 频频当茶饮。熬过的人参, 捞出嚼服。

功效: 气阴双补, 调节阴阳, 适用于气阴两虚之心悸。

清炒猪血

原料: 猪血 500 克, 姜 5 克, 食油 30 毫升, 料酒 3 毫升, 味精少许, 盐适量。

制作: 将猪血切成大块, 放入开锅水中汆一下, 捞出滤干水分, 切小块, 姜洗净, 切丝。锅内放油后, 烧至七成热, 下猪血及料酒、姜、盐, 翻炒, 起锅放味精。

功效: 补血养血, 对于因血虚而致的失眠者有效。

17. 明目美眉的食养

众所周知, 生命是最宝贵的, 因为生命属于人们只有一次。但人们又说, 要像爱护眼睛一样爱护生命, 可见, 眼睛是多么重要。所谓明目的食养, 是指具有使目睛澄澈明亮、洞视有神、眼睑肌力增强、弹性增加作用的食养方法。这些食养方法，既可以使眼目睛白瞳黑、目光炯然、视力提高，又能防治视物昏花、目眼混浊、眼睫无力、常欲垂闭、胞睑水肿等眼部疾病。所谓美眉的食养，是指具有使眉毛生长、美丽的食养方法。明目美眉的食养方法如下。

苁蓉明目丸

原料：肉苁蓉 120 克（酒洗后去心及杂质），巴戟天 60 克，菊花 60 克，枸杞子 60 克。

制作：以上 4 味晒干，共研为极细末，炼白蜜为丸，如梧桐子大。每服 15 克，每日 2 次，淡盐开水吞服。

功效：补益肝肾，充精明目，适用于肝肾亏损、视物昏花者。

菊莆粥

原料：菊莆 25 克，粳米 50 克，冰糖适量。

制作：摘甘菊新鲜嫩芽或幼莆，洗净切细，煎水去渣，取汁，以汤汁煮米为粥，冰糖调味，每日 2 次。

功效：清热，疏风，明目，适用于外感风热、肝阳上亢所致的目赤腰痛等症。

荠菜粥（《本草纲目》）

原料：荠菜 50 克，粳米 50 克。

制作：取新鲜荠菜，洗净切碎，备用；粳米如常法煮粥，临熟时加入荠菜煮数沸即成；荠菜质软而烂，不宜久煮。

功效：清肝明目，适用于肝经郁热所致的目痛、目亦、目生翳膜等病症。

鲤胆光明散

原料：萤火虫 21 只，鲤鱼胆 2 枚。

制作：将萤火虫纳入鲤鱼胆中，阴干 100 日，捣为末。每日以少许点眼。

功效：能使目光炯炯，神采分明。因为此方可清热明目，散翳消肿。

18. 安胎的食养

当一个受精卵形成之后，一个新的生命就开始了他的人生旅程。从此"胎婴在腹，与母同呼吸，共安危。而母之饥饿劳逸、喜怒忧惊、食饮寒温、起居慎肆，莫不相为休戚"(《幼幼集成·护胎》)。因而，这一时期的孕妇饮食、起居、情感对胎儿影响极大。恰到好处的营养不仅对胎儿体格与大脑的生长发育具有重要的作用，而且对预防孕期贫血、水肿亦有益。

中医学在胎孕保健方面积累了丰富的经验，对孕期常见的呕吐、水肿、先兆流产（古代称为胎漏、滑胎）等症有不少简便、有效的饮食方法，它们具有和胃降逆、健脾利水、补益冲任、养血止血的作用，其意在保母子平安、妊娠顺利。固孕安胎的食养方法如下。

砂仁蒸鲫鱼（《吉林中草药》）

原料：鲫鱼1条，甘草3克，砂仁6克。

制作：鲫鱼刮鳞去内脏，清水洗净，将砂仁末、甘草末纳入鱼腹中，用线缝好，放入盘中，另加油、盐、黄酒少许调味，上蒸锅，隔水蒸20～40分钟，待鱼熟后，去砂仁、甘草。佐餐食用。

功效：健脾利湿，安胎解毒。可减轻妊娠恶阻，下肢水肿等症。

其中鲫鱼为鲤科动物鲫鱼的全体或肉。又称为鲋、鲫瓜子，生活于江河湖泊中，肉质细腻，味道鲜美。食部每100克含蛋白质17.1克，脂肪2.7克，糖类3.8克，维生素A 17微克，维生素D 17微克，维生素P 2.5毫克，磷193毫克，锌1.94毫克，硒14.31微克。味甘性平，有健脾利湿之功效。

砂仁是姜科植物阳春砂或缩砂的干燥成熟果实，含挥发油1.3%～3%，气味芳香，可为调料，也可入药。味辛性温，善行三焦气滞，和胃醒脾，理气安胎。《证治准绳》中的缩砂散，即一味砂仁单用，适用于治妊娠呕逆不能食。

甘草为豆科植物甘草的根或根茎，味甘性平，调和药性，能解百毒。

鸡子羹（《圣济总录》）

原料：鸡蛋1枚，阿胶10克，黄酒、食盐各适量。

制作：阿胶洗净，放入碗中，隔水蒸至阿胶熔化，打入鸡蛋，加清水、食盐、黄酒搅拌均匀，继续蒸至羹成。每日1次。

功效：滋阴，养血，安胎。

其中鸡子即鸡蛋，内含丰富的优质

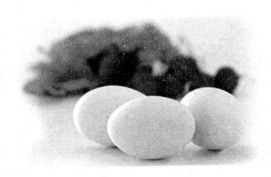

蛋白。味甘性平，滋阴润燥，养血安胎，亦能补益脾胃。

阿胶为马科动物驴的皮去毛后熬制成的胶块。味甘，性平，滋阴补血，主女子下血，崩漏，胎动不安，虚劳羸瘦等精血不足之症，是安胎要药。成分多由胶原物质及部分水解产物所组成，含氮 16%，基本是蛋白质。动物实验表明，阿胶有生血作用。

鸡子与阿胶相配，滋阴养血而安胎，适用于有血虚胎动不安，胎漏倾向的孕妇食用。

鲈鱼羹（《食疗本草》）

原料：鲈鱼 1 条，大葱、生姜、黄酒各适量。

制作：将鲈鱼去鳞及内脏，冲洗干净，放于盘中。把鱼盘放在蒸锅内，蒸数分钟后取出，左手持尾，右手用筷子夹住，将鱼放于锅中，加入葱姜末、食盐、黄酒及清水，煮沸，用湿淀粉勾芡即成。佐餐食用。

功效：补中，安胎。

鲈鱼又名花鲈、鲈子鱼，主要分布于江河及沿海一带，我国江苏、浙江出产较多，它肉质细嫩，味道鲜美，营养丰富，含蛋白质 18.6%、脂肪 3%。味甘，性平，与脾胃之性相宜。《本草备要图说》记载它"益筋骨，和肠胃，补中益气，亦安胎。"脾胃虚弱，食少，水肿，胎动不安的孕妇食之有益。

第3章
中医食补

◆药补不如食补
◆常用补益食物
◆补益药膳

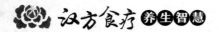

一、药补不如食补

在养生保健中，有的人往往重视药补而忽视食补，不根据个人体内营养的需要，盲目地吃一些补药，甚至不惜重金吃高级补药，消耗大量钱财，并未见其显效。实际上，食物中有人体所需的各种营养物质，是维持人体生命的重要营养来源。只要做到荤素相兼、粗细搭配、科学配餐，完全可以满足人体营养之需要，而且在许多方面食补具有药补无法达到的许多优势。综观权衡，比较而言，食补的好处要比药补多得多。食补虽然见效较慢，但却是实质性的；更重要的，食补没有任何副作用，不会对身体产生损伤；食补还有一个优点便是可以长期坚持。而药补则不然，有一些药（包括补药）是有一定毒副作用的。长期服用，产生弊端，即使无毒副作用的补药，可以补一时，却不能补长久，所以，进行食补要比药补实用、方便、易行。

多数的药都是偏补气的东西，不能常用，即使是人参、黄芪、天麻等，虽然都是上等的药品，但在用的时候，如果不与病症相吻合，也会起到相反的作用，破坏胃气的循环，引发出新的病来。比如人参，用于气血两亏、身体虚弱或久病之后的康复，确实大有好处，为上等之补品，但要是用于气热两旺，或有湿热症患的人，却能起到相反的作用，甚至能置人于死地。即使是对症，人参这味补药也不能多服，若过多服用，反而会使人腹胀气虚，不思饮食，事与愿违。人参如此，更何况其他补药！若不对症必然损伤元气。所以，人在没有病的时候，只吃些肉类和谷物便可以了。谷物、肉类、蔬菜水果对于养生健身要比补药强得多。所以古人认为，与其药补，不如食补。特别是老年人，因身体虚弱，对药的抵抗、吸收能力较差，尤其需要进行食补。

提倡食补，并不是反对药补，药补对某些病症和保健还是有一定的独到作用的。要以食补为主，必要时辅助于药补，这个主、从关系要摆正，在日常生活中重视食补，这样才能更好地补养并健身，有利于延年益寿。

对于食补人们有多种看法，有人认为越补越好，有人认为不管什么情况只要补就有益，有人认为体虚才可以补。前两种看法是不对的，因为补益方法是对虚证而设的，有虚才能补，这符合有的放矢的原则。就像人参这样的补药，并不是任何人用了都是有益的。只有气虚症状明显的人用了才补，才能真正起到补益作用；而对阳盛或内热之人却不能用，用了反而会出现头痛、咽痛、便干、出血、烦躁等反应。

那么如何进行食补呢？按照中医的理论应当辨证施补，也就是说要根据所虚情况而补。比如气虚者补气，血虚者补血，阴虚者滋阴，阳虚者补阳。为了兼顾气与血、阴与阳的关系，对于久虚者，补气兼补血，补血兼补气，补阴以滋阴为主兼补阳，补阳以补阳为主兼补阴。还应当根据男女老幼的不同生理特点，以及不同季节和不同地域的特点，分别有针对性地进行补益。如《内经》所言："春夏养阳，秋冬养阴。"《素问·阴阳应象大论》言："形不足者，温之以气，精不足者，补之以味。"元代忽思慧所著的《饮膳正要》中，还提出了"春宜升补，夏宜清补，秋宜平补，冬宜温补"的理论。要做到正确补益，首先要掌握好各种虚证的表现和诊断要点，然后掌握常用的补品包括补药的性能，还要掌握常用补益方，这样才能做到辨证施补。

1. 老年人的食补

当年龄进入老年期后，绝大部分人的器官功能已逐渐减退，血流速度减慢，血流量也有所减少，缺血也可以导致贫血，出现血虚的症状。随着年龄的增高，器官功能衰老退化，又会出现肌肉萎缩、牙齿脱落、咀嚼能力差、头发白而稀少、耳聋眼花、健忘失眠、腰膝酸软、小便频数、骨质疏松变脆等现象。中医学认为，老年人的上述症状是肝肾不足、气血虚损的表现。针对这些症状，适当地应用补益食物和滋补中药制作的膳食来补养身体，能够增加抗病能力，延缓衰老，祛病强身。

老年人胃肠功能减弱，消化吸收能力下降，常发生营养不良，易出现头晕、眼花、精力不足、容易感冒、皮脂腺萎缩等情况。老年人不宜多食油炸的、黏性大的及不易消化的食物，也不宜多食含胆固醇高的食物，如猪油、羊油、牛油、肥肉、动物内脏等。平常可选用人参、首乌、山药、枸杞子、杜仲、冬虫夏草、西洋参、蜂蜜、核桃肉、鸽肉、海参等补药和补品，以及苋菜、西红柿、柑橘、黄豆、牛奶、鸡蛋、胡萝卜、菠菜、油菜等富含钙磷铁及维生素的食品。

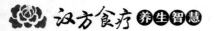

2. 小儿的食补

儿童是人一生中生长发育最快、代谢最旺盛的时期，对热量和各种营养物质的需要量大。以乳儿为例，每千克体重每日约需热量251千焦（60千卡）。如果营养供给不足，可使儿童发育迟缓。由于儿童的胃肠功能尚未健全，消化、吸收和排泄的能力较差，又不知节制食欲，所以容易患消化不良症。中医学认为，小儿系"稚阴稚阳"之体，稚阴者，指小儿体内的精血津液还不充实；稚阳者，指小儿内脏功能尚未健全。所以，小儿脏腑娇嫩，易虚易实，应当用一些健脾胃、助消化的补品和补药，如大枣、茯苓、山药等补充营养，以利其健康成长。

中医学还认为，人的生长发育与"肾气"有关。小儿肾气未充，表现为牙齿、骨骼、智力等发育尚未完善，所以在补充营养物质时，还应当考虑适当用一些补肾气的补品，如核桃肉、山药、桂圆、蜂乳等，以促进儿童的生长发育。

青少年同样处于生长发育的旺盛时期。由于青少年缺乏生活经验，卫生保健知识不足。过度活动，不注意劳逸结合，也可导致身体日渐虚弱。在这种情况下，也要适当地用一些补品和补药来补益身体。

青少年在学习过程中，如果精神高度紧张，或长时间睡眠不足，或不注意用脑卫生等，便可造成大脑的兴奋和抑制功能失调，产生失眠、多梦、健忘等神经衰弱症状。一些女孩子由于月经来潮，不注意及时补充营养，可引起贫血，而出现食欲缺乏、倦怠乏力、面色苍白、精力不足等症状，这样会对学习产生不良影响。而以上这些症状在中医学属于心脾两虚、心肾不足、气血亏虚的范畴。宜选用百合、莲子、山药、核桃肉、枸杞子、阿胶、桂圆、蜂王浆、海参、牛羊肝肾等富含多种维生素、补气养血、养心健脾补肾的食物和补药。

3. 女性的食补

由于女性有月经、妊娠、产育等生理特点，而且正常的月经、妊娠、产育、哺乳等都与营养有密切的关系。中医学认为女子以血为本，事实上，妇女所需要的营养物质如脂肪、蛋白质、糖、维生素、铁、无机盐等，都比一般人需要量大。

从能量的角度来看，孕妇需要的能量比普通妇女高25%左右。因此，一般的膳食已经不能满足孕妇的需要。如果孕妇的营养不足，常可导致胎儿生长发育缓慢，产后乳汁不足。所以孕妇除了应大量补充新鲜蔬菜、水果等富含维生素的食物外，还需补充富含蛋白质、铁质的食物，如豆制品类、畜肉类、鸡鸭鱼虾类等。及时补充含铁和维生素A、D的食物，如动物肝脏等，也可以预防贫血和软骨症。

妇女妊娠期可以适当用一些补药，应选择既能保胎安胎，又能健脾补肾的药物，比如白术、砂仁、枸杞子、菟丝子、山药、薏苡仁等。

对于12岁以前，月经尚未初潮的女孩子，宜选用促进红细胞生成及增强身体免疫能力的食物，如蛋类、猪肝、大枣等；也可选用一些滋补中药，如熟地黄、当归、枸杞子、白术等。

青壮年妇女，其新陈代谢旺盛，有月经、妊娠、胎产、哺乳等生理特点，体内营养消耗较大，容易发生贫血。应多选用富含铁质的补品和补药，如羊肝、猪肝、牛肝、鸡蛋等，以及熟地黄、阿胶、枸杞子、当归等。

中医学认为：脾胃为气血生化之源。所以，在使用补血食物和补药的同时，也应用一些补脾的药物，如大枣、饴糖、山药、白术、党参等。

对于老年妇女，应当选用能延缓衰老、恢复器官功能、抗贫血及调节大脑功能的补品和补药，如当归、大枣、杜仲、西洋参、蜂王浆、甲鱼、动物脑髓、鸽肉、鹿肉、海参等。

4．食补的运用

单纯性肥胖的人常因过多地摄入糖类等营养物质，在体内过剩积累并转化为脂肪，并且缺乏体育锻炼所致。中医学认为："胖人多气虚""胖人多痰饮"。气虚、痰饮内蕴可导致气短、心悸、自汗、乏力、嗜睡、胸闷、痰多等。治宜健脾、益气、化痰，可选用党参、茯苓、白术、薏苡仁、黄芪等补药烹制的菜肴食之，并逐渐减少糖类（米、面、食糖）及高脂肪、高热量食物的摄入量，还应当适当进行体育锻炼。

消瘦多因摄入量小于消耗量，一些慢性消耗性疾病也常可使人消瘦。消瘦体弱如属阳虚者，其症状表现为畏寒肢冷、腰膝酸软、大便稀溏、小便清长、唇舌淡白等，应选用鹿茸、羊肉、狗肉、杜仲、山药等补品食之。如属于阴虚者，其症状表现为手足心热、口舌干燥、大便干结、口鼻出血、心烦失眠等，宜选用百合、银耳、兔肉、鸭肉、蜂蜜等补品食之。

不同的劳动方式和劳动强度，对体内营养物质的消耗、能量的转化和储存，都有不同程度的影响。重体力劳动者在劳动中消耗的能量多，比如劳动时大量出汗，随着汗液的排出，钠的丢失也增多。中医认为汗为津液之一，出汗多可耗气伤阴，所以宜选用补益气阴的补品，如黄芪、西洋参、鸽肉、鲫鱼等食用。而脑力劳动者则应注意补充含磷及糖类的食物和补药。中医学认为：思虑过度可损伤心脾，久之亦可引起肝肾不足和气血虚弱，常可出现心悸、失眠、乏力、头晕眼花、健忘等症状，应当选用黄芪、党参、桂圆肉、山药、枸杞子、大枣、动物脑髓和心脏等补药和补品食之。

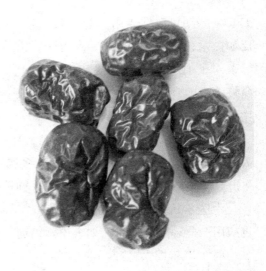

工作和居住环境不良，如高温、低温、潮湿、干燥等，对人体健康都有一定的影响，所以，应选择适应某种环境特性的补品来补益身体，以增强人体对环境的适应能力，达到减少疾病、增进健康的目的。

常在高温车间或炉前工作，或居住在热带地区，由于环境温度高，会使人大量出汗来散发热量，以调节体温，从而使人体丢失大量水分和钠盐。中医学认为出汗过多可耗气伤阴，所以，应选用补气养阴之品，如黄芪、党参、百合、麦冬、枸杞子、银耳、鸭肉、兔肉、鸽肉等食之。而在冷库中工作的人，或居住在高寒地区，由于寒冷使人代谢减缓，器官功能相对减弱。中医学认为，阴寒盛可使人阳气不足，因此，宜选用温补阳气，促进代谢和血液循环的补品和补药，如鹿茸、鹿肉、羊肉、狗肉等。

如果长期在潮湿环境工作或居住，湿浸肌肤、脾受湿困，亦可致病，应常用健脾祛湿之品，如薏米、山药、白术、茯苓、砂仁、豆蔻、辣椒等，以预防疾病，增进健康。中医学认为燥盛伤津液，易使人体阴液不足。如果长期处在过于干燥的环境中，或久旱无雨，气候干燥，出现皮肤干燥、皲裂、口鼻干燥、喉痛、便秘等症状，燥宜滋润，应选择养阴润燥之品，如蜂蜜、百合、麦冬等食之。

5. 健康人的食补

健康人同样需要食补。中医讲的补益。一方面是指补虚，即补充身体气血的虚损；另一方面是指增加营养，增强身体抗病能力，减少疾病的发生，做到防患于未然。《内经》言："正气存内，邪不可干"，"邪之所凑，其气必虚"。病邪侵袭，使人生病，是由于正气虚弱、抵抗力低下的缘故。要防止病邪侵犯或使已侵入人体的病邪很快的消退，关键在于人体的正气应该强盛。而恰当地应用滋补食品和滋补中药来补益身体，是扶助正气的一种有效途径和方法。

无病者的补益还可以使人保持旺盛精力，提高工作效率。一个身体强壮的人，精力一定很充沛，工作起来就不易疲劳，且效率高，成绩大。但是，要使一个人经常能保持充沛的精力，就必须不断补充各组织器官所消耗的脂肪、蛋白质、维生素、糖及各种无机盐。当人体摄入的各种营养物质不足时，就会精力不足，容易疲劳、工作效率低下。

　　人们在紧张的工作之余，还要参与各种活动，这就要消耗大量的能量。如果用滋补中药做成营养丰富的膳食来补充，则是一种很好的补能方法。对于家庭烹调来讲，当获得某种名贵的滋补品时，就应考虑如何将其利用得更好一些，如何充分获取其中的营养物质以利于身体健康。这就须用药膳食谱作为指南，学习一些中药菜谱知识，这样就可以将这些滋补食品和中药烹调得更富于营养，色、香、味俱佳，做成很好的家庭补益药膳。

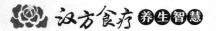
二、常用补益食物

1. 常用水果补品

佳果良药话大枣

大枣是我国古代医家十分重视的一味药物，名医张仲景在《伤寒论》所记载的 113 张方子中，用大枣的就有 63 张。大枣性味甘温，能培补脾胃，补血安神，和百药，缓和药性。产后补养，多用大枣 30 克，鸡蛋 1 个，生姜数片，红糖适量，水煎服，每日 1 次，连服 15 ～ 30 天，最为民间常用；病后体弱，可常服大枣膏：用鲜枣 1500 克或干枣 500 克，去核，加水煮烂，熬成膏，再加白糖 500 克，搅拌均匀，很有补益作用；大枣单味服用还可治疗贫血，以及能减轻某些药物的毒性和刺激性。

据现代研究证实，大枣的乙醇提取物具有十分显著的抗过敏作用，因此对某些顽固的过敏性疾病，不妨用酒浸大枣，酒枣同食的方法试治。大枣中含有的环磷酸腺苷浓度为其他食物或药物的 1000 倍左右，支气管哮喘等病人体内的这种物质常常减少，故临床上用大枣配合治疗支气管哮喘，常能收到意想不到的效果。另外，因大枣含有大量的维生素 C，对于治癌防癌有重要作用；维生素 P 能健全人体的毛细血管，因此吃枣对防治高血压及心血管疾病大有好处。

一颗荔枝三把火

中医研究认为，荔枝味甘酸、性温，入足太阳脾、足厥阴肝经，有生津、益血、理气、填精、悦颜诸功。如《玉楸药解》说它能"暖补脾精，温滋肝血"；《医林纂要》说它可"补肺，宁心，和脾，开胃"；《随息居饮食谱》说它有"通神益智，填精充液，辟臭止痛，滋心营，养肝血"之奇效。

俗语云："一颗荔枝三把火。"荔枝味虽美，却不宜多食。缘由有二：其一，蒸枝性温热，贪嗜易"上火"，正如李时珍在《本草纲目》里所说："鲜者食多，即龈肿口痛，或衄血。"临床实践证明，每年6－8月南方荔枝产区的儿童多患喉炎、扁桃体炎、牙龈炎等"上火"疾病，皆多因过食荔枝所致。其二，少数儿童在暴食蒸枝后，可能突发头晕、面苍白、恶心、出汗，甚至昏迷等急症，现代医学称之为"荔枝病"。

生津驱虫乌梅好

自古以来，乌梅作为一味十分重要的中药，受到临床医家的广泛重视。在古籍中多有记载。张仲景在其《伤寒杂病论》中则载有"乌梅丸"以治疗蛔厥。《本草纲目》则记载乌梅能"敛肺、涩肠，治久咳、疟痢、反胃、噎膈、蛔厥、吐利、消肿、涌痰、杀虫、解鱼毒、马汗毒、硫黄毒"。近年来其临床应用不断拓展，广泛用于治疗慢性乙型肝炎、过敏性结肠炎、银屑病、子宫脱垂、龋齿、荨麻疹、神经衰弱失眠症、霉菌性阴道炎、失调性子宫出血、足跟痛等病症。

乌梅虽治病甚广，概括起来，其功效主要有四：一是收敛之功甚强，故大凡汗出津泄、气虚陷下、泻痢滑肠、吐衄崩漏、遗精带下、肺虚久嗽等虚损滑泄之症，均可奏效；二是补养之功甚伟，乌梅能养阴生津而润胃护脾，又滋养肝阴，故精气耗伤之症皆可用之，卓有功效；三是有止痛之能，乌梅可舒筋缓急、利胆安蛔，故凡筋脉拘急、肢体疼痛，以及胆道蛔虫、肠虫挛痛之症皆可用之而收功；四是有腐蚀之功，乌梅可去青黑痣，蚀恶肉，平胬肉，故临床用其治疗胆囊息肉取得良效。

下面是一些单用乌梅的验方，可供临床参考。

治急慢性咽喉炎：乌梅1个，洗净，含服，将津液慢慢下咽，每日2次。

治糖尿病：乌梅15克，煎汤代茶饮，可有很好的生津止渴作用。

治鸡眼、疣：乌梅200克，煮烂去核，文火收膏，加适量盐、醋调成稀糊，涂于患处，每日1次。

治溃疡：乌梅烧存性，研末，以茶油调敷。

治小儿头疮：乌梅烧末，麻油调涂。

解毒利咽无花果

无花果不仅是美食佳品，而且还有很高的药用价值。《滇南本草》说："无花果敷一切无名肿毒、疽疥癣疮、黄水疮、便毒、乳结、痘疮破烂，调麻油擦之。"

《本草纲目》称"无花果治五痔、利咽喉、消肿痛、解疮毒。"传统医学认为无花果性味甘平,入脾、大肠二经,具有健脾止泻、清肠除热、理气消食、止咳祛痰、益肺通乳、消肿解毒之功效。主治肠炎、痢疾、消化不良、食欲缺乏、便秘、黄疸、咽喉肿痛、痔疮肿痛等病症,并有显著的治疗效果。还可以治疗胸闷气喘、咳嗽痰多、肺热声嘶、咽干舌痛等病症。外用无花果,对于一切无名肿毒、痈疽、脱肛症更是疗效显著。无花果树的根可主治筋肌疼痛、痔疮等症。叶可治疗胸闷心痹、无名肿毒等症。现代药理研究证明无花果树的乳胶和无花果(干制品)的提取物及鲜果的白色乳汁中,含有一种对抑制癌症有效的成分。

强筋活血用木瓜

木瓜属蔷薇科植物贴梗海棠的果实,多为栽培,主产于安徽宣城,故又名"宣木瓜",亦叫"花木瓜""皱皮木瓜"等。木瓜于九十月份成熟,呈梨果卵形或球形,略带黄绿色,有特异的芳香。

中医学认为,木瓜性平、无毒,具有强筋活血、平肝和胃、化湿止痛的功效,是一种味酸性温的中药材。中医常用它来治疗风湿性关节疼痛、四肢麻木、水肿脚气、肌肉痉挛、消化不良、吐泻腹痛等症。如用木瓜浸酒,其有效成分更易被人体所吸收,故用木瓜制成的酒类也较多,如风湿木瓜酒有祛风定痛、除湿散寒的作用;木瓜酒有祛风活血,止痛治麻的功效;还有久负盛名的北京同仁堂生产的虎骨木瓜酒,其强筋壮骨、活血散寒的显著疗效早被人们所熟知。怪不得曲池老人要为其歌唱:"老去不须金锡杖,兴来愿得木瓜香。故烧高烛非为艳,分与乡邻乐寿康。"可见其爱药之深。

此外,民间还有用木瓜煎汤来洗头发的,这是因为用它洗头能增加头发的光泽;也可用其贴敷外痔,煎汤洗治脚气水肿。

木瓜鱼尾汤

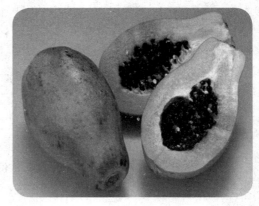

原料:木瓜750克,鲩鱼尾600克,盐1茶匙、生姜3片,油1汤匙。

方法:木瓜去核、去皮、切块。起油锅,放入姜片,煎香鲩鱼尾。木瓜放入煲内,用水煲滚,与已煎香的鱼尾同煮,用文火煲1小时,下盐调味,即可饮用。

功效：妇女产后体虚力弱，此汤补脾益气，通乳健胃，最适合产后妇女饮用。

木瓜鲜奶汁

原料：木瓜360克、鲜牛奶两杯、白砂糖适量、碎冰块适量。

方法：取新鲜熟透木瓜，去皮、核，切成大块。将木瓜块、鲜牛奶、白砂糖及适量碎冰块放入果汁机中，打碎成浓汁，即可饮用。

功效：润肤养颜。脾胃虚寒者禁用。

木瓜花生大枣汤

原料：木瓜750克，花生150克，大枣5枚。

方法：木瓜去皮、去核、切块。将木瓜、花生、大枣和水放入煲内，待水滚后改用文火煲2小时即可饮用。

功效：通乳。

木瓜煲大枣莲子

原料：木瓜、大枣、莲子、蜂蜜、冰糖各适量。

方法：大枣、莲子加适量冰糖煮熟待用。将木瓜剖开去子，放入大枣、莲子、蜂蜜，上笼蒸透即可。

功效：美容养颜。

清肺润肠罗汉果

罗汉果是我国广西的著名特产之一。中医学认为，罗汉果味甘性凉，归肺脾二经，有清肺止咳、润肠通便的功效。可用于肺热咳嗽、百日咳、咽喉肿痛及肠燥便秘等症。治疗肺热嗽，可将罗汉果沸水泡茶，或与猪肉煮食；治百日咳，可用罗汉果1个、柿饼15克水煎服；治咽喉肿痛、声音嘶哑，可用罗汉果与金银花各15克水煎服；治胃热或中暑可天天饮罗汉果汁或以罗汉果、乌梅、五味子各15克水煎服。

罗汉果茶

罗汉果20克，沸水泡闷15分钟后代茶饮。本方有清肺止咳、润肠通便之功效，可保护嗓子，还可治疗风热袭肺引起的声音嘶哑、咳嗽不爽、咽痛等症。罗汉果花茶也有同效，但只能用80℃左右的开水冲泡。

罗汉果猪肺汤

罗汉果 1 个，猪肺 250 克，先将猪肺切成小块，挤出泡沫与罗汉果一起加清水适量煮汤，调味服食。本方有滋补肺阴、清利咽膈之功效。

减肥健身饮

原料：罗汉果 10 克，蜂蜜适量，山楂片 10 克，净水 250 毫升。

制法：罗汉果洗净、压碎，山楂洗净，与罗汉果同放锅中。锅内加净水，上火煮熟后，去渣留汁倒入杯中。将蜂蜜适量加入杯中，搅匀，做夏季饮料饮用。

治喉痛失声

原料：罗汉果 1 个。

制法：切片，水煎，待冷后，频频饮服。

调中解烦猕猴桃

猕猴桃，每 100 克鲜果肉中含维生素 C 为 100～400 毫克，比橘子高 4～12 倍，比西红柿高 15～33 倍，比苹果高 75～200 倍，并含有维生素 P1 类、胡萝卜素、果胶及钙、镁、钾等无机盐和碘、锌、铬等微量元素，其维生素 C 在人体中利用率高达 94%，人们每天吃几颗猕猴桃即可满足人体每日所需的维生素 C。猕猴桃既可生食，又可再加工成多种风味食品如罐头、果酱、果汁等。鲜果生食应选择稍有柔软感的猕猴桃，即可剥皮食用。

猕猴桃不仅能食用，而且还能药用。中医学认为，猕猴桃果实性寒味甘，微酸无毒，有调中下气、止暴渴、解烦热等功能，可治消化不良、食欲缺乏、呕吐，有助于烧伤和手术后病人的早日康复。近十余年来，我国医学研究部门把猕猴桃鲜果和果汁广泛用于临床试验，发现猕猴桃对于致癌物质——亚硝胺的胺基合成有阻断作用。可见，猕猴桃是防癌、抗癌的理想水果。另据中国医学科学院报道，经常服用猕猴桃鲜果和液汁，可以防治心血管病、尿道结石、肝炎、麻风病等，还可促进人体内胆固醇和三酰甘油加速转化为胆碱，降低血液中的胆固醇含量。故我国湘西有"常吃称猴桃，浑身不知劳"的农谚。

补肾强身板栗佳

中医学认为，栗子性温、味甘。具有养胃健脾，补肾壮腰，强筋活血等功效。

适用于因肾虚所引起的腰膝酸软，腰脚不利，小便量多等症。对脾胃虚寒所引起的慢性腹泻及外伤骨折、瘀血肿痛，筋骨痛等症亦有疗效。

大医学家李时珍曾介绍如何吃栗子，方法是："以袋盛生栗，悬挂，每晨吃十余颗，随后喝猪肾粥助之，久必强健。"

栗子无论蒸、煮、煨、炒，均香甜、味美。但是，栗子生吃不容易消化，熟食又会滞气，不宜一次多吃。消化不良脾虚者，湿热重者，都不宜食用。

栗子还是做药膳的上等原料，常食的药膳有以下几种。

板栗炖猪肉：板栗 150 克，猪瘦肉 100 克，调味蒸煮，适用于咳喘患者。

板栗糕：板栗去壳取仁，磨粉蒸煮而成，脾胃虚弱、消化不良患者可常食之。

板栗粥：板栗、糯米、白糖适量用水文火煮成粥。再加适量茯苓粉更好，适用于脾肾两亏引起的胃纳不佳、尿频、尿急等。

生津润燥秋梨好

梨是水果中的佳品，也是治病的良药。几千年来，中医一直把梨作为生津、润燥、清热和化痰的良药。李时珍说，梨能"润肺凉心、消痰降火、解疮毒、酒毒"。对热性病的烦渴、咳嗽、喉痛、失声、眼赤肿痛、大便不通等症，也有良好的疗效。梨可以生食、生榨汁液，也可炖煮或与其他中药一起熬成"雪梨膏"。

据现代医药研究，梨有清热、镇静等功效。高血压病人出现心胸烦闷，口渴便秘、头目昏晕等症，心脏病人出现心悸怔忡、失眠多梦等症状，梨都可作为良好的辅助治疗果品。

顺便介绍几个用梨治病的单验方供参考。

咳嗽音哑、喉咙干痛的患者，可取大梨一个，洗净，连皮切碎，加蜂蜜 60 克或冰糖适量，炖煮，连梨一起服。

发热病人口渴烦躁时，取梨汁、荸荠汁、鲜芦根汁、麦冬汁、藕汁或甘蔗汁，调匀服用。

药食俱佳的荸荠

中医学对荸荠的评价很高，认为它性味甘、微寒、滑、无毒。功能主消渴痹热，温中益气，下丹石，消风毒，辟蛊毒，疗五种膈气，治误吞铜物，主血痢下血、血崩毒症。《本草纲目》称："荸荠饭后生吃，开胃下食，除胸中实热。""荸荠汁内服可治阴虚肺燥，咳嗽多痰，烦渴便秘诸症。"

荸荠的保健用途很多。

预防流行性脑膜炎：鲜荸荠、生石膏适量，煮汤代茶饮。

高血压、慢性咳嗽、吐脓痰者可试用之辅助治疗：荸荠、海蜇（洗去盐分）各50～100克，煮汤，一日2～3次分服。

荸荠等水生植物，易感染姜片虫，故生食荸荠必须彻底洗净、削皮，以避免食入姜片蚴虫。

热天半块瓜，药物不用抓

中医学认为西瓜甘淡性寒，功能清热解暑，止渴除烦，通利小便。对于夏伤暑热、头涨胸闷、口渴咽干、小便短赤及咽痛、口疮、咯血等症，单用西瓜汁饮服即可见效，故有"天然白虎汤"的美名。若配银花露、鲜生地汁、甘蔗汁等同饮，其清解暑热、生津止渴功效更好。

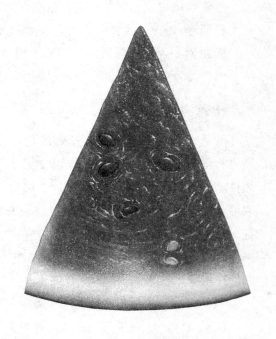

西瓜皮削取外层青皮，洗净、晒干，称西瓜翠衣。虽解暑作用不及瓜瓤，利尿作用却较瓜瓤为胜。除可治暑热烦渴、咽痛、口疮之外，临床主要用它治肾炎浮肿。单用或配白茅根同煎服，均有良好的利尿消肿效果。

对于西瓜仁，《本草纲目》说它"清肺润肠，和中止渴"，《随息居饮食谱》又谓"生食化痰涤垢，下气清营，一味浓煎，治吐血久嗽皆妙"。西瓜子壳煎汤服，治吐血、便血有效，配地榆、白薇、蒲黄炭、桑白皮煎汤服，对肠风下血（便血）有一定疗效。

将西瓜切开小口，纳入皮硝，悬于阴凉通风之处，约10天，瓜皮外面即析出白霜，称为西瓜霜。它有清热消肿的功效，适用于咽喉肿痛，口舌生疮。可单用吹敷患处，也可配硼砂、朱砂、僵蚕、冰片同研细末吹喉，为喉科常用药。

西瓜虽味甘性寒，消暑解渴，但如小儿贪食过量，亦可致中寒助湿，腹胀，不欲饮食。这时，可用西瓜皮煎汤服之即解。

健康长寿吃花生

花生也是一味中药。《本草纲目拾遗》说它有悦脾和胃、润肺化痰、滋养调气、清咽止疟等功效；中医认为花生适用于营养不良、脾胃失调、咳嗽痰喘、乳汁缺乏等症。花生的种子、种衣、种壳和花生油等，都可作为药用，均为现代医学所证实。据国内外药理研究和临床应用，认为花生米还有降压、止血和降低胆固醇的作用。特别是花生米外面的棕红色薄衣，是有效的止血药。我国一些医学科研单位，从花生米的红衣中提取出"血宁1号"，用于治疗各种出血性疾病，有特别好的效果。如对血小板减少性紫癜、再生障碍性贫血的出血、血友病、类血友病、先天性遗传性毛细血管扩张出血病、血小板无力出血症、消化道出血、肺结核咯血、泌尿道出血、齿龈渗血、鼻衄、外伤性渗血及过敏性紫癜等症，不但有止血作用，而且对原发病有一定治疗作用。花生米的红衣之所以有止血作用，是因其能对抗纤维蛋白的溶解有促进骨髓制造血小板的功能，可缩短出血时间；还可能与提高改善血小板的质量、加强毛细血管的收缩功能等有关。

治血小板减少的方法是：花生米（连衣）炒食，每日3次，每次60克，1周为1疗程。治疗高血压的方法是：花生米浸醋中，7日后食用，每天早、晚各吃10粒。

但要注意花生含油量较高，不可多吃。还有一点必须注意，就是不要吃发霉的花生。霉变花生多是受了有毒真菌的污染，其中以黄曲霉菌的污染最严重，它的代谢产物为致癌物质"黄曲霉毒素"，能引起肝脏癌变，经常吃霉变花生米可引起肝癌。也不能给家畜家禽吃，它们吃了不但可引起急性中毒，同样也可引起动物肝癌。

核桃——良好的补药

我们常常见到一些身体虚弱的人，或是神经衰弱患者，迷信补药，常吃补药，其实，药补不如食补，而食补中最好的食物就是核桃。因为核桃肉含有磷、镁、铁、锰、钙等矿物质和维生素A、B、C、E及蛋白质、脂肪和糖等。其中，脂肪含量高达68%～76%，蛋白质17%～27%。核桃特别对大脑神经有益，有补脑作用，是神经衰弱的治疗剂。经常有头晕、失眠、健忘、心悸、食欲缺乏、腰膝酸软、全身无力等症状的人，一般都属于神经衰弱症。每天早、晚各吃1～2个核桃仁，就可以起到补药的作用，既不费事，又可保健医病。

中医药学认为核桃是滋补强壮剂，其性温补，有健肾、补血、润肺、益胃等功效，《开宝本草》载：核桃"食之令人肥健，润肌，黑须发"，这个记载也说明核桃是一种很好的强壮药，不但可使人由瘦变胖，还可使人的皮肤丰满，对头发也有益处。在治病方面，《本草纲目》等医籍均有记述，李时珍说核桃"补气养血，润燥化痰，益命门，利三焦，温肺润肠，治虚寒喘嗽，腰足重痛，心腹疝疼，血痢肠风"等，可见核桃治病不少。根据中医的临诊经验，认为核桃对肾亏腰痛、肺虚久嗽、气喘、大便秘结、病后虚弱等症有效。

值得一提的是核桃的镇咳平喘作用，不论中医处方，还是民间验方，都认为有很好效果。

补益心脏吃苹果

苹果自古入药，认为它性平味甘，具有补心益气，生津止渴、健胃和脾之功。对消化不良、气壅不通者，挤汁服之，可消食顺气。现代医学认为苹果有止泻、通便的作用。治疗单纯性轻度腹泻时，只吃苹果泥，不吃其他东西，一两天内即可恢复正常。用苹果干粉内服，效果更好，但对痢疾无效。

苹果所以能够止泻，又能通大便，是因为苹果中含鞣酸、有机酸、果胶和丰富的纤维素等。酸类物质有收敛作用，果胶、纤维素有吸收细菌和毒素的作用，所以能止泻；同时，有机酸也有刺激肠胃的作用，纤维素可促进肠子蠕动，通大便，治疗便秘。苹果还能预防和消除疲劳，并可凝过剩之胃酸，促进肾脏功能。苹果中的钾，能与体内过剩的钠结合，并使之排出体外。所以，食入过多盐分时，可吃苹果来帮助排出。因此，吃苹果或饮苹果汁，对高血压患者有益。民间用苹果干研成粉，空腹每服 15 克，治慢性腹泻；每日早、晚空腹各吃苹果 1～2 个，可使大便通畅，适用于大便燥结和慢性便秘患者。治疗高血压，可饮苹果汁，每日 3 次，每次饮 100 毫升。这些方法既简便，又有一定效果。

2. 常用蔬菜补品

从"冬吃萝卜，夏吃姜，不用医生开处方"说起

这恐怕是流传在民间最广泛的一个养生谚语了，几乎人人皆知，"不用医生开处方"，是说人们的身体要想健康，不得疾病，必须要在严寒的冬季多吃点儿萝卜，而在炎热的夏天，一定要多吃点儿生姜。

萝卜在我国最早用作中药来治病。它有顺气消食、止咳化痰、除燥生津、散瘀解毒、清凉止渴、利大小便等功效。

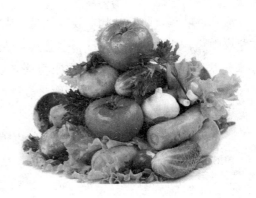

《东坡杂记》生动地记述了一个用萝卜治病的方例。文曰："裕陵传王荆公偏头疼方，云是禁中秘方，用生萝卜汁一蚬壳，注鼻中，左痛注右，右痛注左，或两鼻皆注亦可，虽数十年患，皆一注而愈。"《清异录》也载有一方："……其家自先世多留带茎萝卜，悬之檐下，有至十余年者，每至夏秋有病痢者，煮水服之，即止，愈久者愈妙。"至于各种《本草》，均有萝卜医用的记载。

民间用萝卜治病更是普遍。例如用白萝卜煎汤，治伤风感冒；用萝卜、生姜、蜂蜜、水煎服，治咳嗽哮喘；煤气中毒头晕、恶心，服白萝卜汁；用白萝卜汁和藕汁混合服下，治吐血、便血等，既简便，又有效。

近年来，临床报道萝卜汁外用，治滴虫性阴道炎，有效率可达90%以上；用萝卜汁和茅根汁为主药，可治硅沉着病；木薯中毒时，可用大量萝卜汁灌服，有解毒效果；用萝卜汁加蜂蜜服用，起降压、降脂作用。

姜亦称百辣云，为姜科多年生草本植物。姜的新鲜根茎，初生嫩者其色微紫，名紫姜，或作子姜，宿根谓之母姜。姜性辛，微温无毒，富含挥发油及姜辣素、树脂、淀粉等人体所必需物质，姜除了食用外，特别是有很高的药用价值。《本草从新》载："行阳分而祛寒发表，宣肺气而解郁调中，畅胃口而开疾下食。"《本草纲目》载："生能发散，熟能和中""可蔬可和，可果可药，其利博矣。"又云："久服去秽气，通神明，散风寒，止呕吐，化痰涎，开胃气，解百毒。"

姜既可作蔬菜、调料，又可入药，用途非常广泛。民间流传有很多关于姜的歌谣，如"上床萝卜下床姜""一把糯米煮成汤，七个葱头七片姜，熬熟对入半杯醋，伤风感冒很平康""冬吃萝卜夏吃姜，不用医生开药方"等。

中药用姜有生（鲜）姜、干姜、煨姜、炮姜、姜皮之别。其性味均为辛温，温中散寒，燥湿消痰，入肺、脾、胃经。干姜名始载于《神农本草经》，生姜名始载于《名医别录》。生姜传统认为湖南均州产者为道地药材，故名"均姜"。

药理研究表明，生姜具有防氧化和抗衰老功能。其所含挥发油能使血液循环加快，全身温暖，兴奋神经。姜辣素能刺激胃液分泌，有促进消化作用，大量服用可治口干、喉痛，吸收后由肾排泄，刺激肾炎发作，故肾病者慎用。生姜味辛，重在发散辛寒，温中止呕、化痰止咳功能。干姜温中散寒，回阳通脉，燥湿消痰，可治寒性吐泻，脘腹冷痛，肢冷脉微，痰饮喘咳。炮姜性味苦涩温，"无辛散作用，专攻中焦，止血止泻，用于脾胃虚寒，腹痛吐泻，吐衄崩漏，阳虚失血。"姜皮性味辛凉，有和脾利水之效，临床配茯苓皮、桑白皮、五加皮、大腹皮等诸味中药可治皮表水肿。姜对于虚寒性体质或性质属寒性的病症较适宜，热性体质及证属实热或湿热的病症必须慎用或不用。

下面介绍一例"祛暑又防病"的生姜酒：①生姜 300 克，冰糖 50 ～ 100 克，酒 500 毫升（酒精度占 35% ～ 40%）。②将生姜用水洗净切成薄片，放在竹筐上阴干一天。③将阴干的生姜与酒，冰糖放入玻璃瓶中静置两天。④用纱网将生姜过滤后，将酒倒入细口瓶中。放在冷暗处保存，两周后可以饮用。每天早、晚各 1 次，每次 15 毫升。

此酒有健胃，利尿、解热、镇咳祛痰，抗菌，促进肠道蠕动，预防胃溃疡，镇静等功效。

吃好葱姜蒜，病痛少一半

俗话说"吃好葱姜蒜，病痛少一半"，是有一定科学道理的。葱、姜、蒜既是日常生活必备的调味品，又是具有神奇功效的良药。

历代名人之中，不乏以葱、姜、蒜养生和治病的例子。孔子即懂得以生姜养生的功效，他在《论语·乡党》中说："不撤姜食，不多食。"就是说孔子一年四季的饮食都离不开姜，但每次并不多吃。孔子深知食疗对于身体的益处，养成了在每次饭后嚼食姜片的习惯。孔圣人终年 73 岁高龄，这个年龄在当时已经是相当高了，这与孔子科学的饮食养生习惯有不可分割的关联。

葱营养丰富，除含有胡萝卜素、维生素 A、维生素 B、维生素 C 及铁、钙、磷、镁等矿物质外，还含有挥发油，油中的主要成分为葱辣素，具有较强的杀菌及抑制细菌、病毒的功效。呼吸道传染病流行时，吃些生葱有预防作用。另外，葱还能有效地治疗伤风感冒。

多吃葱，可以增强消化功能，排出体内不干净的东西。只要稍加留意你就会发现，多吃葱后，排便会觉得特别通畅。

大蒜具有杀菌、杀虫、解毒、防腐等功效，入药切片、捣烂或绞汁用。大蒜中含有一种杀菌力很强的大蒜素，能杀灭多种病菌。季节交替，每天吃几瓣大蒜可预防肠道传染病。用大蒜适量捣烂口服或用马齿苋 60 克煎水冲泡蒜泥，经过滤取汁，每日分 2 次口服，可预防痢疾、肠炎等肠道传染病。用 10% 的大蒜汁滴入鼻孔，每次 2～3 滴，每天 1 次，连用 2 天；或取蒜泥少许，用棉花封裹交替塞入鼻孔，可预防流行性感冒。

三月三，荠菜当灵丹

荠菜营养丰富，它的蛋白质在叶菜、瓜果类蔬菜中含量数一数二；胡萝卜素的含量与胡萝卜不相上下；维生素 C 虽不及辣椒，却高于西红柿；无机盐中的钙、磷、铁、锰、钾等都是高的。还有一个特点，荠菜的各类养分既丰富又均匀，不像其他菜类长于其一，歉于其余，故而炒一盘荠菜可以兼具多种蔬菜的营养之长，既理想而又难能可贵。

荠菜含有多种化学成分，它的功用可以归纳为和脾、利水、止血、明目、清热、止泻、解毒、健胃、减压等。从梁代《名医别录》收载它以来，直到现代医学的实验，证实荠菜可用于：①能止多种出血，如内伤吐血、产后子宫出血，便血、尿血、消化道溃疡出血、视网膜出血等。②降血压。据高血压研究部门证实，每天 2 次用荠菜 100 克煎汤服，能使血压下降。日本研究人员也认为荠菜有明显的降血压作用。③于泌尿系统能治乳糜尿、泌尿系结石、肾炎水肿、荠菜加鸡蛋煎食还可以治肾结核。④对消化系统则可健胃消食，能治胃痉挛、溃疡病、痢疾、肠炎等。唐代《药性本草》说，荠菜"根叶烧灰治赤白痢极效"。⑤可治目疾，如目赤肿痛、结膜炎、夜盲眼生翳膜等，这显然与所含多量维生素 A 有关。民间用荠菜治上面所列的那些疾病，大都单味做菜吃或煎汤服，有时对症配些其他草药等。经常吃荠菜是很有好处的。

芹菜降压清热是一宝

芹菜气味甘凉，药用以旱芹为好，其香气浓烈，故又称"香芹""药芹"。《生草药性备要》称芹菜能"补血，祛风，去湿。"《本草推陈》认为能"治肝阳头痛，面红目赤，头重脚轻，步行飘摇。"《神农本草经》则谓其"主女子赤沃，止血养精，保血脉，益气，令人肥健嗜食。"芹菜煮粥，李时珍认为能"去伏热，利大小肠。"药理研究证明，芹菜的提取

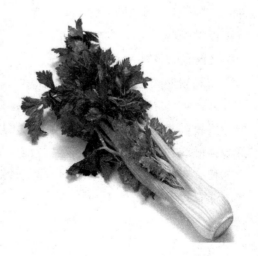

物具有良好的降压、降胆固醇的功效。芹菜中所含较多量的维生素 P 及钙、磷，有一定的镇定和保护血管的作用，民间常用以治疗高血压头晕目眩。患有高血压、血管硬化及神经衰弱的中、老年人，经常服食芹菜粥，有一定的辅助治疗作用，但血虚患者宜少食。

延年益寿数蘑菇

蘑菇，是味美可口而又营养丰富的食品。它有很多品种，如香菇、平菇、红菇、草菇、冬菇、鸡腿蘑等。尤其是冬菇，它所含的蛋白质中，人体必需的 8 种氨基酸它含有 7 种，对降低胆固醇、降低血压，有显著作用。此外，菇类中所含的干扰素诱发剂，能使人的机体产生干扰素，预防病毒性疾病。常食菇类，可以防癌、防止动脉硬化。因此，常食菇类，不仅可以饱享口福，增加营养，而且可以疗疾去病，真是一举数得。

补肾壮阳吃韭菜

中医学认为，韭菜乃佳蔬良药。韭菜叶和根都有活血散瘀、止血止泻、温中补肾等功效，适用于跌打损伤、肠炎腹泻及吐血、鼻衄、胸痛等症。而韭菜籽则有补肝肾、助阳固精和强健腰膝等作用，可治疗尿频、遗尿、遗精、带浊等症。明代医药学家李时珍在其巨著《本草纲目》中写道："韭，叶热根温，功用相同，生则辛而散血，熟则甘而补中，乃肝之菜也。韭之为菜，可生可熟，可蕴（作酸菜）可久（贮藏）；乃菜中最有益者。"

韭菜对扩张血管、稳定血压、预防动脉硬化和冠心病的发生等也大为有益。同时，韭菜也是恶性肿瘤的"职业杀手"。因为人体摄入韭菜中所含的丰富纤维素，就可以预防肠道癌症的发生；而韭菜中所含的胡萝卜素，又正是预防多种上皮细胞癌变的良方妙药。

在利用韭菜进行食疗时，可以单用，也可以配合其他食品共用。例如用韭菜炒鲜虾，可壮阳益精、健脾补肾，治疗腰膝无力、盗汗、遗精、尿频等症。用韭菜炒墨鱼，烹制时加入少量的黄酒，可以治疗腰部损伤的气滞血瘀性疼痛。用韭菜炒猪肝或猪肾，能治疗老年性肾虚所致的耳鸣耳聋、眼目昏花、迎风流泪及腰肌劳损、阴虚盗汗、食欲缺乏。韭菜炒鸡蛋则可以温中养血，对肾虚性哮喘、痰饮等症有较好的疗效。

先后天皆补的山药

山药为薯蓣科山药的根茎。其成分主要是皂苷、黏液质、精氨酸、尿囊素、淀粉酶、胆碱等。《本经》认为"薯蓣，味甘温主伤中补虚羸，补中益气力，长肌肉，久服耳目聪明，轻身不饥。"《金匮要略》说："虚劳诸不足，风气百疾，薯蓣丸主之。"又说："虚劳腰痛，少腹拘急，小便不利者，八味肾气丸主之。"薯蓣丸及肾气丸两方均用山药，均适用于虚劳症。《金匮要略》中消渴篇说："小便不利者，有水气，其人若渴，栝蒌瞿麦丸主之。"山药本属食物，古人引为药用，既入煎剂，又入丸剂。而《金匮》之用山药，均人丸剂。后世则有入煎剂者。

《本草经读》说："山药，能补肾填精。目明，耳聪。凡上品俱是寻常服食之药，非治病之药，故神农另提出'久服'二字……凡上品之药，法宜久服，多则终生，少则数年，与五谷之养人相佐，以臻寿考。"此说有参考价值。笔者临床所用，凡以山药为主为君之药，都应长期服用方能奏效的。就以山药一味而言，用治消渴病，亦需长期服用，短期亦难见效。

可食可药话南瓜

中医学认为，南瓜性温，味甘无毒，入脾、胃二经，能润肺益气，化痰排脓，驱虫解毒，治咳止喘，疗肺痈与便秘，并有利尿、美容等作用。南瓜可以预防中风，炒南瓜子吃，每日用量以 20 ～ 30 克为宜，可治疗高血压。

常吃南瓜，可使大便通畅，肌肤丰美，尤其对女性，有美容作用，清代名臣张之洞曾建议慈禧太后多食南瓜。随着国内外专家对蔬菜的进一步研究，发现南瓜不仅营养丰富，而且长期食用还具有保健和防病治病的功能。其保健食谱有以下几种。

南瓜汤：取南瓜 250 克，将南瓜去皮、瓤，洗净切小块，入锅中加水 500 毫升，煮至瓜熟，加入调料即可。饮汤食瓜，早、晚各服食 1 次。本汤具有降糖止渴的功效，糖尿病患者可常服食。

南瓜猪肝汤：南瓜、猪肝各 250 克，精盐、味精、麻油各适量。先将南瓜去皮、瓤，洗净切块；猪肝洗净切片；以上二物同入锅中，加水 1000 毫升，煮至瓜烂肉熟，加入佐料调匀即成。此汤具有健脾养肝明目的功效，长期食之，对夜盲症有一定治疗效果。

开胃健身用紫菜

紫菜具有很高的营养价值，可以起到多种治疗和保健作用。

治疗地方性甲状腺肿：紫菜中含有丰富的微量元素碘，每千克干紫菜含碘 18 毫克，因此食用紫菜可以有效地预防和治疗由于缺碘而引起的甲状腺肿。

预防和治疗胃溃疡：紫菜含有丰富的维生素 U。这种物质最初是从卷心菜中发现的，但紫菜中的含量比卷心菜高出 70 倍。它具有预防溃疡和促进溃疡面愈合的作用，因此经常服用紫菜确实能够促进消化功能的正常运行。

促进免疫功能：现代药理实验证明，紫菜可以增强动物的免疫功能，进而提高人体抵抗各种疾病的能力。

降血脂、抗凝血：紫菜在体外有明显的抗凝血作用，并能降低全血和血浆黏滞度，因而具有一定的降血脂作用。另外，还能有效地防治实验性血栓的形成，从而对防治某些心血管疾病具有重要的作用。

抗辐射、抗突变：自然界中存在着大量有辐射的物质，它们不同程度地影响着人体的健康，甚至与癌症有关，经常食用紫菜、海带等海产品，可以防止或减轻辐射物质的危害。

另外，药理实验还证明，紫菜还具有抗衰老作用，可以延缓人体的衰老过程。

清热解毒马齿苋

马齿苋为马齿苋科一年生肉质草本植物马齿苋的全草。具有清热解毒、凉血止血、消肿等作用，内服外用均有较好疗效。

外伤肿痛：鲜马齿苋全草适量，切碎捣烂，加入少许樟脑粉调成糊状，敷于外伤肿痛处，绷带包扎，12 小时换药 1 次。

虫咬皮炎：取新鲜马齿苋 100 克，洗净后捣敷于患处，并用手反复揉搓，4～10 分钟患者疼痛及肿胀症状即可全部消失。

皲裂性手足癣：鲜马齿苋 250～500 克，洗净，煎取药液 2500～3000 毫升，先熏后浴，每次半小时至 1 小时，每天 1～2 次。

冻疮：干马齿苋 50 克，加水 1000 毫升，放锅中煮沸 10～15 分钟。倒入盆内，趁热浸泡患处，边浸泡边用马齿苋揉搓冻疮部位（红肿未破者），每次 10 分钟，一般 2～3 次可愈。

新生儿脐炎：鲜马齿苋去根洗净（或干马齿苋）放进铁锅内，烧成炭取出研成末，过筛，装进消毒好的瓶子里加盖备用。先将脐部用 75% 乙醇消毒，然后用棉棒蘸适量马齿苋炭涂在脐轮内，每日 1 次，重者 1 日 2 次。

痔疮：马齿苋、黄柏、苦参各 30～100 克，明矾 5～15 克，煎汤坐浴，治疗痔疮疼痛可获良效。

扁平疣：马齿苋 30 克，薏苡仁 30 克，蜂房 9 克，白芷 9 克，苦参 15 克，陈皮 15 克，苍术 6 克，细辛 6 克，蛇床子 12 克，上药加水 1000 毫升，煎沸 30 分钟，取药液趁热用一粗布浸蘸后稍用力擦洗疣体至发红，每天 2 次，每剂可连用 2 天。治疗多例扁平疣患者，均在 7 ～ 14 天内痊愈。

腮腺炎：鲜马齿苋、仙人掌各 30 ～ 50 克，去根、刺，洗净捣烂如泥，加冰片 1 ～ 5 克外敷，干即换药，每日数次。

带状疱疹：马齿苋 30 克，赤小豆 60 克，大黄 4 克，雄黄 2 克，研成细末，混匀后加麻油适量调成糊状，涂于患处，以薄层纱布覆盖，每日涂 3 ～ 9 次。

痈疖疔疮：鲜马齿苋 50 ～ 100 克，田七末 3 ～ 5 克。先将马齿苋捣烂，再将田七末混合捣均匀，敷盖患处表面约 0.5 厘米厚，加纱布固定，每日换药 1 ～ 2 次。

温中降脂用洋葱

美国科学家研究发现，洋葱除能降血脂外还有很好的降血压作用，它含有与人类肾脏分泌物相同的激素——前列腺素 A。据测定，一个中等大的洋葱，约含 0.25 毫克前列腺素 A。前列腺素 A 是较强的血管扩张药，能增加肾脏血流量和尿量，促进钠钾的排泄，这对血压下降是十分有利的。

随着科学的进步，人们已经把它列为营养食品、抗癌食品、长寿食品。洋葱中还含有较多的半胱氨酸，这是一种抗衰老物质，能有效地延缓细胞的衰老过程。科学家新近又发现，洋葱还含有微量元素硒，它有一种特殊的作用，能使人体产生大量的谷胱甘肽，当这种物质的浓度升高时，癌症的发生率就会大大降低。中医学认为，洋葱性味甘温，具有温中、下气、消积、杀虫、除湿等功效。民间常常用洋葱煮粥医治肠炎；洋葱磨汁与同量醋混合，可用于治疗咽喉炎和赤痢；生嚼洋葱可治牙周炎、感冒；将洋葱捣烂外敷患处，可治疗疮疖、毒虫蜇伤；用洋葱治疗失眠、风湿性关节疼痛、烧伤等，也都有一定的疗效。

海里的药物——海带

海带又名昆布，不但质柔味美，并且营养丰富。由于海带所含成分的综合作用，在含动物脂肪的膳食中掺点儿海带，会使脂肪在人体内的蓄积趋向于皮下和肌肉组织，而不会在心脏、血管和肠壁上积存；同时，可使血中胆固醇的含量降低，因而对血管硬化、冠心病、高血压和肥胖症有一定的预防和辅助治疗作用。

海带含有丰富的碘化物，食后能促进炎症渗出物的吸收，对一些慢性炎症有好处。特别是海带中的碘质，是人体甲状腺素的主要成分，因此常吃海带可防治甲状腺肿大（俗称粗脖子病）；同时，亦可暂时抑制甲状腺功能亢进的新陈代谢率，使病状得到缓解。海带生长在水中，其性清凉，起消炎退热、降低血压的作用。所以，人们多以海带煨汤作为清凉滋润剂。

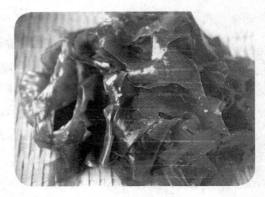

我国较早地把海带作为药用，《嘉祐补注本草》载："海带催生，治妇人及疗风，亦可作下水药。"《药性本草》说："利水道，去面肿，治恶疮鼠瘘。"中医历来认为海带性寒滑，可软坚散结，消痰，利水，多用于瘿瘤（甲状腺肿大）、瘰疬（淋巴结核）。古代医学家认为"瘿坚如石者，非此（海带）不除。"此外，海带也可用来治疗睾丸肿痛、慢性气管炎，水肿和脚气病等。《外台秘要》一书载有"昆布丸"，主药为海带，可用于治疗胸膈塞满、咽喉项颈渐粗等症。治甲状腺肿的方法是用海带当菜食，常吃有效。治淋巴结肿可用海带 500 克，切碎，泡入 1000 毫升白酒中，浸 1 个月后去渣，每日 1 酒盅，早、晚分服。治睾丸肿痛用海带、海藻各 15 克，小茴香 6 克，水煎服。

清热祛暑数苦瓜

苦瓜营养丰富，可生吃，亦可熟食。生吃需用糖拌，食之甜脆清香。熟食多作菜的配料，用苦瓜焖鱼，鱼肉不沾半点儿苦味，故苦瓜又有"君子菜"的美名。如不习惯苦瓜的苦味，食时可将苦瓜切开，用盐腌制片刻，然后炒食即可减轻苦味。或将苦瓜切开用水浸泡后烹饪，也可减弱苦味。

苦瓜味苦，生性寒，熟性温，无毒。生吃可清暑涤热、明目解毒，熟食能养血滋肝、润脾补肾。可治中暑、痢疾、赤眼疼痛、痈肿丹毒、恶疮等症。《本草纲目》说苦瓜"除邪热、解劳乏，清心明目"。《滇南本草》说苦瓜能"泻六经实火，清暑，益气，止渴"。《泉州本草》记载:苦瓜"主治烦热消渴引饮、风热赤眼、中暑下痢"。取新鲜苦瓜 1 个，截断去瓤，纳入茶叶，封合，悬挂通风处阴干，或水煎或泡开水代茶饮，每次 10～15 克，可防治中暑。苦瓜 250 克洗净去瓤，切成细丝，荤油爆炒，加入少许葱姜调料，佐餐用，可清热润脾，养肝明目。疮疖患者可用苦瓜 1～2 个，剖开去瓤后切碎，用水煎服。患湿疹、痱子可用嫩苦瓜或其鲜叶揉擦患处，或焙干后研末，以茶油敷患处。痢疾患者可将新鲜苦瓜捣烂，绞汁，再用开水冲服。取苦瓜子若干，炒熟研末，每服 6 ~ 10 克，每日 3 次，以适量黄酒送服，10 天为一个疗程，可治阳痿、遗精。

现代药理研究表明，苦瓜含有大量奎宁，所以能清火解热。苦瓜还具有防癌作用，研究人员预言苦瓜有可能成为治癌新药。我国科学家发现，苦瓜中含有类似胰岛素的物质，可降低血糖，故糖尿病患者经常食用苦瓜有一定的疗效。

食用苦瓜好处虽多，但脾胃虚寒者不宜生食，以免引起吐泻腹痛。

3. 主食补品

健脾养胃用玉米

玉米为禾本科植物玉蜀黍的果实。味甘，性平。有补中健胃、除湿利尿功效。可用治痢疾、泄泻、黄疸、水肿等症。

最近，德国营养保健协会的一项研究表明，在所有主食中，玉米的营养价值和保健作用是最高的。

在这项持续一年的研究中，专家们对玉米、稻米、小麦等多种主食，进行了营养价值和保健作用的各项指标对比。结果发现，玉米中的维生素含量非常高，为稻米、小麦的 5 ~ 10 倍。

同时，玉米中含有大量的营养保健物质也让专家们感到惊喜。除了含有碳水化合物、蛋白质、脂肪、胡萝卜素外，玉米中还含有维生素 B_2 等营养物质。这些物质对预防心脏病、癌症等疾病有很大的好处。

研究还显示，特种玉米的营养价值要高于普通玉米。比如，甜玉米的蛋白质、植物油及维生素含量就比普通玉米高 1 ~ 2 倍；"生命元素"硒的含量则高 8 ~ 10 倍；其所含有的 17 种氨基酸中，有 13 种高于普通玉米。此外，鲜玉米的水分、活性物、维生素等各种营养成分也比老熟玉米高很多，因为在储存过程中，玉米的营养物质含量会快速下降。

药食两用的绿豆

绿豆是一味常用的中药，为豆科草本植物绿豆的种子，又称青小豆，在秋季荚果成熟时采收，晒干，除去荚壳及杂质，种子备用。它始载于唐代的《食疗本草》，明代李时珍在《本草纲目》中称之为"真济世之良果也"。绿豆味甘、性凉，有清热解暑、止渴利尿、消肿止痒、解毒之功效。

现代药理研究表明，它含有蛋白质、脂肪、糖类、磷、钙、铁、维生素类等成分。绿豆是一味灵丹妙药，如最常用的中药解毒方剂绿豆甘草解毒汤，即是绿豆和甘草适量煎汤，用于乌头、附子类中毒，铅中毒及农药中毒等，故有"绿豆配甘草，解毒少不了"之谚语。炎夏酷暑饮一杯清凉可口的绿豆汤，即感心宁神静，暑意全消。绿豆与荷叶、白糖同煮可清热止痒，与金银花同煮，可用于热病发热心烦或小便短赤。

亦食亦药红小豆

每100克红小豆含蛋白质20.2克，这个含量低于大豆，而高于所有谷类食物（面粉、大米、玉米、高粱、小米、大麦、燕麦、荞麦等）。氨基酸的组成也比较合理，谷类食物中都缺乏赖氨酸，每100克食物含赖氨酸都是3位数，特级粳米为230毫克，精粉为236毫克，标粉也不过280毫克。可是红小豆含的赖氨酸却达1466毫克，因而与谷类食品合用，可以发挥蛋白质的互补作用，提高其生理价值。

中医学认为，红小豆性味甘酸、平，入心和小肠经，主要作用为利水除湿、和血排脓、消肿解毒，可以治疗水肿、脚气、黄疸、泻痢、便血、痈肿等症。

《食疗本草》记载，用红小豆和鲤鱼煮烂食之，可以治疗脚气和肝硬化腹水，也可以治疗各种水肿，包括肾炎水肿、肝硬化水肿和营养不良性水肿。

治疗肝硬化腹水，方法是取红小豆500克，活鲤鱼1条（重500克以上），同放锅内，加水2000～3000毫升清炖，至红小豆烂透为止。将红小豆、鱼和汤分数次服下，每日换隔日1次。连续服用，以愈为止。有人服后尿量增加，腹围减小，精神良好，无不良反应。

古代朱氏《集验方》中记载了这样一个病历：宋仁宗在东宫时，患痄腮（类似流行性腮腺炎），命道士赞宁治之，他取红小豆70粒为末，敷之而愈。现代人也用这个方法治疗流行性腮腺炎。临床有这样一个报道：取红小豆50～70粒研成细粉，和入温水、鸡蛋清或蜂蜜，调成稀糊状，摊在布上，敷于患处。一般一次即能消肿。

红小豆用于外科，可以解毒、消肿、排脓。李时珍在《本草纲目》写道："此药治一切痈疽疮疥及赤肿，不拘善恶，但水调敷之，无不愈者。当其性黏，干者难揭，若入苎根末即不黏，此法尤佳。"近来，药理实验指出，红小豆对金黄色葡萄球菌及伤寒杆菌等有明显的抑制作用，证实了李时珍的说法。在临床上，若患丹毒烂疮等急性感染或皮肤病，可用红小豆煎汤外洗，或者将红小豆研末，醋调外敷患处；

也可以配赤芍、连翘煎汤内服。

最健康食品是红薯

目前，世界卫生组织（WHO）经过3年的研究和评选，评出最健康食品和垃圾食品。而红薯，被列为最佳蔬菜之冠。

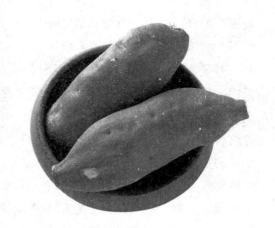

红薯是一种药食兼用的健康食品。红薯最富含的营养素是黏液蛋白和丰富的钾，它对人体有特殊保健功效，可保持动脉血管壁的弹性，防止心血管脂肪沉积，减少动脉粥样硬化，是老年人的理想食物。红薯中的膳食纤维还有促进胃肠蠕动，促进排便，预防结肠、直肠癌的作用。

中医学认为红薯是"补虚乏、益气力、健脾胃、强肾阴"的食品，功同山药，久食益人。我国广西地区，百岁以上老人集中的村落村民也有每天进食红薯的习惯。红薯的抗癌抑癌功效，正在引起人们的关注。因为饮食中最具有抗癌作用的营养物质是β胡萝卜素（维生素A前体）、维生素C和叶酸，而在红薯中这3种物质含量都比较丰富。日本科研者发现，红薯中含有抑制癌细胞生长的抗癌物质。他们还发现红薯制作淀粉后的残渣中含有抑制癌细胞增殖的物质。怪不得旧社会有些穷人连红薯都没有吃，就吃薯渣，也能长寿。最近美国科学家还在红薯中提取一种化学物质，发现它有抗结肠癌与乳腺癌的作用。

此外，红薯还有预防肺气肿的作用。因此，研究人员也建议吸烟者最好每天吃一些富含维生素A的食物，如红薯等，以预防肺气肿。

现代病的克星荞麦

荞麦是我国传统的粮食作物之一，荞麦面除了具有较高的营养价值外，它的药用功效也深受历代医家的重视。李时珍在《本草纲目》中说它"实肠胃，益气力，续精神，能练五脏滓秽。作饭食，压丹石毒，甚良。"中医常用它治疗痢疾、肿毒、水肿、咳嗽、痔疮、疝气、烧伤、烫伤及小儿丹毒等。

研究人员还发现，荞麦面中含有的芦丁、有机酸及磷、钙等矿物质，对于降血脂、降血压有较好的效果，并对脂肪肝有明显的促进恢复作用。据此专家们认为，日常膳食中适量配吃荞麦面，对于预防高血脂、冠心病、动脉硬化、高血压、脑出血、紫癜、眼底出血及急性贫血性心脏病等，都可发挥积极作用。日本的营养专家在前不久的一次报告中，把荞麦面列为当今的保健食品。

荞麦的食疗作用，近几年已经引起国内外医学界的极大关注。将荞麦面炒熟，以白砂糖水调服，可以医治痢疾。荞麦面粉用醋调敷，对于小儿丹毒、热疖具有良好作用。有些人的身上出黄汗（医学称色汗症），食用了荞麦面烙饼后，便能止住这种异常的汗液。荞麦面之所以有这种神奇的本领，显然因为它有不凡的杀菌、消炎的功效。难怪有人将荞麦面赞为"消炎粮食"。荞麦子和蔓荆子等份研末，以烧酒调服，可治疗各种头痛。还有一种怪病，中医称为"头风"，其主要症状是头部畏风、畏寒，病人常常躲在密不透风的房间里，头上用棉布厚裹，不胜痛苦。如果将荞麦粉以水调制成饼，敷于头上，便有奇效。

健脾补肺用薏苡仁

薏苡仁在我国古代《神农本草经》中已被列为上品，谓其"主筋急拘挛，不可屈伸，风湿痹，久服轻身益气"。中医称它有健脾、补肺、利尿等功效，常用以治疗腹泻、水肿、肺痿、脚湿气及风湿性关节炎等。

据现代药理研究，薏苡仁能增强肾上腺皮质功能，升高白细胞和血小板，抑制癌细胞的增殖，薏苡仁性寒而不伤胃，益脾而不滋腻，药性缓和，可辅助用于治疗恶性肿瘤，尤其是与脾、胃、肾、肺等部位有关的癌症患者。

《食物中药与经方》一书载，治疗胃癌、宫颈癌用薏苡仁 25～50 克，野菱（带壳碎开）100～150 克，共煎浓汁，一日 2 次分服，连服 1 个月为 1 个疗程，有抑制癌瘤发展之效。

由于薏苡仁比大米、小麦的热量都高，含丰富的蛋白质、维生素 B_1、钙和铁，且所含氨基酸是谷类中质量最佳者，这对癌症患者的虚弱体质来说，有利于肠胃吸收，而且，服用薏苡仁会增强肾功能，有利尿、消肿之效。因此，当癌症患者术后体虚，或出现放疗、化疗所致的白细胞下降，以及食欲缺乏、腹胀腹泻、癌性胸腹水、面浮肿等症时，皆宜以薏苡仁佐餐。

养肾健脾小米好

小米性味甘、咸，微寒。主要功能为滋养肾气，健脾胃，清虚热。《本草从新》载"有开脾健胃之效"，有助于提高智力。《食物本草》认为，"以粥食，则益气补虚，润肠健胃"，喝小米汤"可增强小肠功能，有养心安神之效"，从成分看，有防治神经衰弱的作用。

小米熬粥浮在上面的一层米油，营养丰富，食之滋阴长力。历代医家认为，黑瘦者食之，百日即肥白，滋阴之功胜于熟地，"米油可代参汤"。

《柴林方》载：米油加炼过的食盐少许，空腹调服，可治男性精清不育，久服其精自浓。初生小儿食之，有疏导肠胃的作用。

老幼脾虚久泻，以小米锅巴120克为末，莲肉末120克，白糖120克和匀，每服3～5匙，日服3次，效果颇佳。

保健佳品是黄豆

黄豆及其制品可作为药用。中医学认为黄豆有"宽中下气、利大肠、消肿毒、捣烂涂疮"的功效。《神农本草经》载"生大豆，味甘平。涂痈肿，煮汁饮……止痛"。用黄豆制成的豆腐、豆腐浆、豆腐皮、豆腐渣等有宽中益气、和脾胃、消胀满等作用。《延寿书》载："……久痢，白豆腐醋煎食之即愈。杖疮青肿，豆腐切片贴之，频易。一法以烧酒煮贴之，色红即易，不红乃已。烧酒醉死，心头热者，用热豆腐细切片，遍身贴之，贴冷即换之，甦省乃止。"《神农本草经》记述："大豆黄卷，味甘平，主湿痹筋挛膝疼。"大豆黄卷，就是豆芽，看来豆芽最早是做药用的。民间用黄豆及其制品治病的单验方甚多。例如，用黄豆、猪肝各100克，先煮黄豆到八成熟，再入猪肝共煮熟，每天3次分食，连服3周，可治贫血萎黄。将鲜豆腐渣，放锅中炒焦，研末，以红糖水送服，每次服10克，早、晚各服1次，可治大便下血。鲜豆腐2份、白糖1份，共捣烂混匀，敷患处，可治烧烫伤。

4. 肉食补品

减肥美容兔肉佳

李时珍在《本草纲目》中说："兔肉：辛平无毒，补中益气。主治热气湿痹，止渴健脾。炙食，压丹石毒。腊月作酱食，去小儿豌豆疮。兔血：凉血活血，解胎中热毒，催生易产。脑：涂冻疮，催生滑胎，同髓治耳聋。骨：治热中，消渴，煮汁服。皮毛：烧灰，酒服方寸匕，治难产及胞衣不出。皮灰治妇人带下。毛灰治小便不利。"《罗氏会约医镜》记载："望月砂（兔屎）：入肝经，明目，去痘后翳障……兔脑髓：性温而滑润，催生利胎之圣药也……兔头骨：治头眩痛。"野兔的效用比家兔更好。

用健康胎兔加工制成的"胎兔糖衣片"，是很好的滋补营养药，特别适用于肺结核、肝炎、慢性气管炎、身体虚弱患者，有辅助治疗作用。民间常用兔脑涂患处，治冻疮和手足皲裂。如遇产后乳汁稀少，可取野兔耳2只，焙干研末，开水冲服，有催奶作用。如患夜盲症（雀蒙眼），可连续食用兔肝有效。

补胃壮阳虾最好

河虾性温味甘，海虾性温味甘咸，皆具有补肾、壮阳、健胃、通乳的功效，肾虚腰痛、阳事不振者，可常食虾，有滋补作用。由于虾中含有微量元素硒，经常食用，可预防癌症的发生。虾还能提高血浆中ATP（三磷腺苷类）的浓度，能增进胸导管淋巴液的流量。虾肉可用于治疗筋骨疼痛、全身瘙痒、麻疹透发不快及下乳汁等。食用虾皮，可防止缺钙症的发生。凡是久病体虚、气短乏力、饮食不思、面黄肌瘦的人都可将虾作为滋补食品。

有过敏性体质者，如过敏性鼻炎、支气管哮喘、反复发作性过敏性皮炎癣症、过敏性腹泻等病症的患者在病情发作期和病情缓解期，不要吃河虾。

冬季进补首选羊肉

羊肉不仅营养丰富，各种营养成分均有滋补作用，由于性温，一直被人们认为是暖身体的优良食品。在我国自汉代以来一直作为滋补和壮阳的佳品，具有多种保健功能。羊肉有补虚益气、温中暖下、开胃健身、通乳治带等功效，可治肺气虚弱、久咳哮喘、胃寒腹痛、纳食不化、产后体虚、多汗缺乳、慢性肾炎、浮肿、低血压、心率过缓、阳痿早泄、经少不孕等病症。

羊肝虽味道亚于猪肝，但营养丰富，各种维生素的含量均高于猪肝，尤以维生素A含量为猪肝的3倍，为肉类食品之首。羊肝有补肝益血、明目之功效，可治血虚、萎黄羸瘦、目暗昏花及夜盲症等病症，为眼科保健之佳品。

羊肉虽然是冬季的理想食品，但并非人人能吃。在民间称羊肉为"发食"，即有慢性病的患者吃后可引起旧病复发或病情加重，如患有急性炎症、外感发热、热病初愈、痰火湿热、传染病早期、浮肿及牙病、便秘、疮疖、痔疮等病症均不宜食羊肉，患有高血压及肝气旺盛的人也不宜多食。吃涮羊肉，一定要将肉片煮熟，如果半生不熟吃了有可能感染

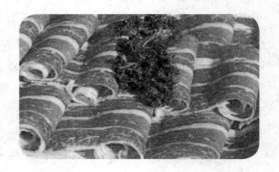

旋毛虫病；烤羊肉串，因为炭火熏烤会产生致癌物质。吃羊肉后不要喝浓茶，因为茶叶含较多的鞣酸，与羊肉蛋白质结合后，形成鞣酸蛋白，会减弱胃肠蠕动，导致消化不良，排便不畅，甚至发生便秘。

5. 其他补品

滋阴养颜用醋好

本品味酸，性温，能滋养阴液，消食健胃，常吃可增强皮肤的抗病能力，对头癣、面癣有治疗作用。常用的食醋美容方如下。

用杏仁 250 克，浸在 500 毫升食醋中，密封储存 10 天启封，每天服用醋液一匙，能改善粗糙的皮肤。

用新鲜黄豆 250 克浸入醋中（以刚浸没为准），半月后每天取醋黄豆 5 ～ 10 粒服用，不仅能降低胆固醇，改善肝功能，还可以使皮肤柔软红润。

洗脸、洗手时，可在清水里加一匙食醋，久之，可使皮肤显得白皙柔嫩。

洗发后，将头发放在含醋的清水里漂洗一阵，隔 20 分钟再冲洗掉，可使头发变得光润柔滑。

将胡萝卜、黄瓜、洋白菜、南瓜和白菜等洗净，放少许盐压实，过 6 小时再放醋凉拌进餐。既可防止维生素 C 的损失，而且也防止粉刺和减轻面部的色素沉着。

世上良药蜂蜜佳

我国劳动人民用蜂蜜作药治病已有几千年历史。最早的《神农本草经》将蜂蜜列为上品，说它"安五脏诸不足，益气补中，止痛解毒，除百病，和百药"。明代李时珍在《本草纲目》中说，蜂蜜之功有六："生则性凉，故能清热；熟则性温，故能补中；甘而和平，故能解毒；柔而濡泽，故能润燥；缓可去急，故能止心腹肌肉疮疡之痛；和可致中，故能调和百药而与甘草同功。"比较全面地阐明了蜂蜜的医疗性能。

中医历来认为，蜂蜜味甘，性平，入肺、脾、心、胃和大肠经，有润肺补中、润燥滑肠、清热解毒、健脾益胃和缓中止痛的功效。蜂蜜所治的疾病非常广泛，从内科到外科，从皮肤科到眼科，从妇科到小儿科，蜂蜜都可以大显身手，甚至中药的炮制更少不了蜂蜜。

在内科方面，蜂蜜适用于治疗肝炎、肝硬化、神经衰弱、高血压、肺结核、心脏病、肾脏病、贫血、胃炎、胃及十二指肠溃疡、失眠、便秘、气管炎和胆囊疾病等。例如，肝脏病人食用蜂蜜有很好疗效，既能保护肝脏，促进肝细胞再生，又可预防脂肪肝的形成。胃炎和胃及十二指肠溃疡，用蜂蜜治疗最好，每天冲服 3 次，每次 20克，不但有助于消化食物，消除胃灼热和恶心反胃，而且能使疼痛减轻，胃酸降低，保护溃疡面，使之愈合。据报道，用蜂蜜治疗胃肠疾病，痊愈率占 50% 以上，比用其他方法的治愈率都高。蜂蜜也被称为"心脏病的良友"，因为它所含的成分对心肌有良好作用。患心血管功能不全（如心脏局部缺血症、冠状动脉硬化症）的患者，如在食物中加入蜂蜜，不但获得丰富营养，而且有显著治疗效果。蜂蜜可使血管扩张，导致血液循环增强和血压下降，所以对冠心病、高血压等疾病非常有益。

胃及十二指肠溃疡：取蜂蜜 50 克，生甘草 10 克，陈皮 5 克，水适量，先煎甘草、陈皮，去渣冲入蜂蜜，每日 3 次服。

下肢溃疡取鲜地龙 100 克浸于清水中吐净泥土，放入有蜂蜜 200 克的器皿中，静置 10 ～ 12 小时，去地龙，将所浸液体过滤高压消毒备用。疮面外围用 2% 碘酒消毒，然后用 75% 乙醇脱碘，疮面用 3% 过氧化氢溶液清洁处理后，用棉球棒蘸地龙蜂蜜液均匀涂敷在疮面上，每日 3 ～ 6 次，清创后再行涂布，至疮面痊愈。

酒精中毒取蜂蜜 40 克，用温开水冲服，解酒精中毒，有一定效果。

滋补佳品冬虫夏草

冬虫夏草，又名虫草、冬虫草，为麦角菌科真菌。冬虫夏草寄生在蝙蝠科昆虫虫草蝙蝠幼虫上的菌座（子实体）及幼虫尸体的干燥体处。

冬虫夏草入药，最早见于清朝吴仪洛著的《本草从新》（1757 年）。但在《聊斋志异外集》中对它有一首诗加以描述："冬虫夏草名符实，变化生成一气通，一物竟能兼动植，世间物理倍无穷。"说它既像动物，又像植物，冬天在地下是条虫，夏天在地上则变成了一株草。又据徐崑的《柳崖外篇》上载："冬虫夏草，一物也，冬则为虫，夏则为草，虫形似蚕，色微黄，草形似韭叶，较细。入夏，虫以头入地、尾自成草，杂钻于蔓草润露间，不知其为虫也。交冬，草渐萎黄，虫乃出地，蠕蠕而动，其尾尤簌簌然，带草而出，盖随气候转移，理而然者。"确是对虫草的真实写照。

冬虫夏草是与人参、鹿茸齐名的三大补品之一，只生长在我国西南海拔 3000米以上的高山雪原上。其药用和营养价值很高。若能经常食用，对人体的养生保健是大有裨益的。

祖国医药学认为：虫草味甘、性温，入肺、肾二经。具有补虚损、益精气、止咳化痰等功效，可用于肺结核咳嗽、咯血、虚喘劳咳、盗汗自汗、阳痿遗精、腰膝酸痛、病后虚弱等症。

据现代药理研究表明，冬虫夏草具有：①免疫增强作用：虫草制剂可增高小鼠腹腔巨噬细胞的吞噬指数和吞噬百分率，从而能加强机体的免疫功能；②有抗缺氧作用；③能明显增加心肌对 86Rb 的摄取，提示能增加心肌的血流量；④能降低血清胆固醇和 β 脂蛋白，其作用强度与剂量成正比；⑤有镇静作用；⑥有抗肿瘤的作用；⑦有抗菌、抗病毒的作用。

作为滋补佳品和温和强壮剂的冬虫夏草，既可单味水煎也可研粉吞服，还可做成丸散或与其他补药同用，均有良好的疗效。

民间有不少单方验方：

如病后体虚，可用虫草 9 克煎水服，颇有良效。

也有用冬虫夏草 3 ～ 5 枚，老雄鸭一只（去肚杂，将鸭头劈开放入虫草，以线扎好），加酱油、酒蒸烂食。也是治疗病后虚损之佳品。

神仙鸭是治疗神经衰弱和肺结核的食疗方。用冬虫夏草、海马各 3 ～ 10 克放入鸭子中蒸煮，也可加入佐料调味，每周服一次，确可获得良效。

用冬虫夏草浸酒也是很好的方法，每天小饮一杯，并可嚼服虫草 1 ～ 3 条，对于下肢冷痛或肌肉萎缩均有显效。

若治疗虚劳咳嗽、咯血及肺结核、气管炎病症，虫草与沙参、麦冬、川贝及阿胶同用，也颇有良效。

虫草大枣炖甲鱼：此单方具有滋阴益气、补肾固精之功能，可用于腰膝酸软、遗精、阳痿、早泄、乏力、痔疮、月经不调、白带多等疾病。

珍稀补品数燕窝

燕窝属于上等补品，是由两燕科金丝燕属的几种燕类的绒羽与唾液混合或纤细海藻、柔软植物纤维与唾液混合凝结于崖洞等处的巢窝。燕窝性平、味甘，有补肺养阴的作用。主治虚劳咳嗽、咯血等症。可入药，也可食用。

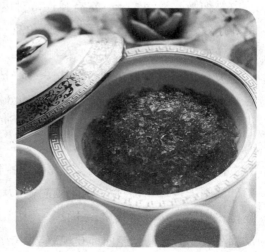

燕窝以无杂毛、色白者为上品，叫

"白燕"；带有燕毛，毛黄者，为次一等，叫"毛燕"。

燕窝一般有 3 种吃法。

燕窝汤：取燕窝用温水浸泡半小时，洗去泥沙，挑除燕毛等杂质，然后放入砂锅内，加入 3 倍水。先以文火烧沸，再用文火煮 20 分钟左右，加入适量的冰糖或白糖，待糖溶化后，即是一碗美味燕窝汤了。

在《红楼梦》第十四回中，贾珍之妻尤氏道："……我才看着她吃了半盏燕窝汤，我才过来了。"这里的燕窝汤就是用这种方法制成的。书中说秦可卿是水亏木旺，用燕窝汤养阴甚为妥帖。

燕窝羹：将燕窝用上法洗净，浸半小时后取出，加适量水，同时也可加赤豆、莲子或瓜子仁少许。放在锅内，隔水蒸 1 小时后，再加冰糖继续蒸一回，待燕窝呈稠窝时，即成一碗美味的莲子或赤豆燕窝羹。一般每天吃 1 小碗，莲子燕窝羹临睡前服，可治高血压、火眼、眼底出血等症。赤豆燕窝羹可在早晨空腹服，能治肺结核、痰中带血、月经不调等。

燕窝粥：用大米 100 克淘洗干净，加入洗净的燕窝 3 克，同时放入锅内，加水少许煮粥。等粥将熟时，加适量白糖或冰糖即可。每日 1 次，可治低热、盗汗、虚劳咳喘、遗精腰痛等病。

美容益寿牛奶最好

本品味甘，性平，营养丰富，有补虚损、益肺胃、生津润肠、养颜润肤的功效。《日华子本草》记载："牛奶能润皮肤，养心肺，解热毒，"经常饮用牛奶，可使皮肤白皙细嫩、滑润光泽、富有弹性，对皮肤干燥、粗糙、失去光泽、弹性减退有良好疗效。《备急千金要方》里的鹿角散，就是用牛奶同鹿角磨汁涂面来滋养皮肤的，具有"令百岁老人面如少女，光泽洁白"的效果。

被誉为营养界泰斗的台湾林庆文博士认为，牛奶中的酵素，可对皮肤产生美容效果，同时也可促进皮肤表层角质的分解，使皮肤光洁细腻。他还说："牛奶中极细微的脂肪球如果附在皮肤表层，就如同面霜布满全身一样，皮肤会受到滋润而逐渐显出光彩来。"饮用牛奶可以美容，外用牛奶也可达到美容的目的。传说世界古代的绝色佳人——埃及女王克娄巴特拉就经常洗"牛奶浴"，我国古代的杨贵妃、武则天也曾用加过牛奶的水洗澡，从而使她们保持着一身冰洁玉润的皮肤，显得比同龄人年轻了许多。下面，介绍几种外用牛奶美容的**方法**：①用纱布或脱脂棉蘸着牛奶涂满整个面部和颈部，等牛奶结成薄膜干成粉状后，用清水将其洗净。

②晚上临睡前，取半盆热水加入几勺牛奶，用水蒸气熏蒸面部，15～20分钟后，趁毛孔张开时，用此水洗脸，并轻轻按摩面部，帮助皮肤吸收。③在蜂蜜中加入少量脱脂奶粉，再加入少量温开水，调成糊状，均匀涂在面部，1小时后用温水洗掉。④使用以牛奶为主要原料的化妆品，如鲜奶防晒霜、鲜奶抗皱增白粉蜜等，这些化妆品既美容又护肤。

牛奶营养丰富，是高血脂、高血压、冠心病、脑血栓、脑溢血病人，也是儿童、体弱者及老年人较理想的食物。牛奶对改善我国居民膳食构成，增加优质蛋白质和钙的供应具有重要意义。

喝牛奶要注意，空腹则不宜饮；可同时吃些饼干、馒头等含淀粉的食物。晚上喝牛奶有助于睡眠。喝牛奶后不要接着饮果汁，中间最少要隔1个小时，因果汁往往会使牛奶中的蛋白质在胃内凝固成块，不易被吸收。有些人在给小儿喂奶后不久就喂橘汁，以为这样可以使孩子得到全面营养，也有些成年人认为喝牛奶后不久再吃点水果更好，这样其实恰恰适得其反。

枸杞保健功效好

枸杞具有滋补肝肾、明目安神、益面色、长肌肉、坚筋骨之功效，对肝肾阴亏、腰膝酸软、头晕目眩、虚劳咳嗽、遗精等症有显著效果。另外，用枸杞煲汤、泡酒、泡茶也能起到一定的保健作用。

近年来，我国专家通过大量临床试验，发现枸杞具有促进和调节免疫功能、保肝和抗衰老三大药理作用。据科学实验证实，枸杞中富含的枸杞多糖，能促进小鼠腹腔巨噬细胞的吞噬功能。尤其神奇的是，枸杞多糖无论是在非特异性抗肿瘤或者特异性抗肿瘤过程中，对巨噬细胞均具有激活作用，能明显增强小鼠的免疫力。

相传曾被贬到安徽和县（百和州）任刺史的唐代著名诗人刘禹锡有一首《枸杞井》诗，说的是枸杞补虚生精、轻身延年的好处，诗曰："僧房药树依寒井，井有清泉树有灵。翠黛叶生笼石甃，殷红子熟照铜瓶。枝繁本是仙人杖，根老能成瑞犬形。上品功能甘露味，远

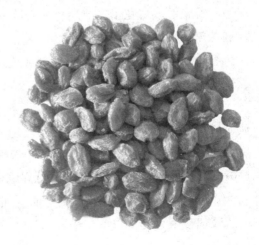

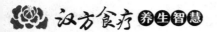

知一勺可延年。"

　　枸杞苗、叶入馔多在北方,吃法很多。如将烧好的黄鱼与大火快炒的枸杞苗配在一起食用,黄鱼酥软鲜香,枸杞苗碧绿嫩脆,清香微苦带甜,口感相当不错。枸杞苗叶还能与千张丝或香干放在一起凉拌,或者用来炒肉丝、炒笋丝、氽汤、煮菜肉粥,只要快速炒氽,就能保持色香味不变。

　　民间传说,有一书生体弱多病,到终南山寻仙求道,在山中转了好几天,也没见到神仙踪影。正烦恼间,忽见一年轻女子正在痛骂责打一年迈妇人,赶忙上前劝阻,并指责那年轻女子违背尊老之道。那女子听了,呵呵笑道:"你当她是我什么人?她是我的小儿媳妇。"书生不信,转问那老妇,老妇答道:"千真万确,她是我的婆婆,今年92岁,我是她第7个儿子的媳妇,今年快50了。"书生看来看去,怎么也不像,遂追问缘由。那婆婆说,我是一年四季靠枸杞为生,春吃苗、叶夏吃花,秋吃杞果冬吃根,越活越健旺,头发也黑了,脸也光润了,看上去如三四十岁。我那几个儿子媳妇照我说的常吃枸杞,也都祛病延年。只有这个小儿媳妇好吃懒做,不光不吃枸杞,连素菜也不大吃,成天鸡鸭鱼肉,吃出这一身的毛病。书生听了这番言语,回到家中,多买枸杞服食,天长日久,百病消除,活到80多岁。虽然是神话传说,但枸杞的功效却是古今公认的。

润肤养颜数玫瑰

　　玫瑰花系蔷薇科落叶灌木植物的花蕾,紫红色,气味芳香。由于玫瑰具有耐寒、耐温的属性,且花蕾香嫩、润泽,早在隋唐时期,就备受宫廷贵人的青睐。当时的杨贵妃一直能保持住肌肤柔嫩光泽的最大秘诀,就在于她沐浴的华清池内长年浸泡着鲜嫩的玫瑰花蕾。清朝慈禧太后也曾使用以玫瑰花制作的胭脂、玫瑰香皂。玫瑰花瓣既可沐浴也可护肤养颜,是新世纪美容护肤的佳品。近几年来,玫瑰花的美容价值得到进一步开发,并制成玫瑰茶、玫瑰糖、玫瑰药膳等系列保健品,深受人们的欢迎。

　　鲜玫瑰花包:鲜玫瑰花50克,面粉500克,白糖30克,熟面粉50克,猪板油切成小丁,熟面粉和白糖混合在一起,用手在案板上搓匀,放于坛内封口,一周后即成香味浓郁的馅心;将面粉加入老酵和水进行发酵,至面发好时,对入适量碱水揉匀,揪成25只小面剂,按扁成压皮,包入馅料做成馒头状,上屉蒸熟即成。有生津润肠、活血消积、美润肌肤功效。

　　玫瑰花煽大虾:玫瑰花瓣50克,大虾500克,精盐4克,白糖100克,绍酒

10毫升，葱丝、姜丝各5克，胡椒粉2克，水淀粉10克，白醋少许。将玫瑰花瓣择洗干净，一半放入盘中；大虾剪去头须、虾枪，去掉虾线；油热至六成将虾下锅炸熟，爆香葱丝、姜丝，下入白糖、精盐、绍酒、胡椒粉、大虾及少许清水，小火熘约10分钟，勾芡，淋明油，盛入盘中；将另一半玫瑰花撒在锅内，将鲜汤汁连花瓣淋在虾身上即可。有活血调经、消肿止痛、补肾养颜的功效。

滋补佳品话灵芝

灵芝属担子菌纲多孔菌种真菌。灵芝，古称为芝、茵。紫芝味甘，性温；赤芝味苦，性平；黑芝味咸，性平；青芝味酸，性平。归心、肝、肺、肾经。其成分含糖类、水溶性蛋白质、有机酸、甘露醇、麦角甾醇、生物碱、内酯、香豆精、酶类。其作用：①补益强壮，益寿延年，用于体弱者的补养，人常服可益寿。《本草纲目》说它"久食，轻身不老"。灵芝有提高免疫功能作用。实验证明，灵芝有提高T细胞比值，增强巨噬细胞吞噬能力的作用。对于人体有减少疾病的发生，增强抵抗能力的作用。②补气益阴，补益肺脏，治疗肺虚所致咳嗽气喘。对慢性支气管炎、支气管哮喘属气虚、阴虚者有效果。③补益肝肾，治疗肝肾阴虚所致耳鸣、腰膝酸软、肋痛、尿多。灵芝有保肝、降血糖、降低胆固醇作用。对慢性肝炎、糖尿病、高胆固醇症具有肝肾虚证者，均可应用。④养心安神，治疗心气血虚心悸、失眠、健忘。药理实验证明，灵芝有镇静作用，对神经衰弱有较好治疗作用。⑤补益脾胃，治疗脾胃气虚的食欲缺乏、纳少、消化不良。灵芝还有镇痛，增强耐缺氧、耐寒的作用。

活血养胃黑木耳

黑木耳味甘气平，有滋养、益胃、活血、润燥的功效，适用于痔疮出血、便血、痢疾、贫血、高血压、便秘等症。按《本草纲目》记载："木耳各木皆生，其良，毒亦必随木性，不可不审。"认为各木所生，各有特性。桑耳，为桑树寄生，可治妇女月经过多、淋漓不止、产后血凝，久泻，鼻衄，脱肛与便血等症；槐耳，为槐树上寄生，治痔疮、脱肛、肠痒下血、月经不调等症；柳耳，补胃理气，治反胃，痰多，其他还有榆耳、柘耳和杨栌耳等。古代医药学家认为木耳生于朽木之上，乃湿热余气所生，有衰精冷肾的弊病。国外科学家发现黑木耳能减低血液凝块，有防止冠心病的作用。美国明尼苏达医科大学的哈默斯米特在做人体血液试验时，偶然发现这份血液没有按正常情况凝结，于是他便找到这份血液的主人，了解到那人在被取血之前吃了一碟子中国四川菜：木耳烧豆腐（麻婆豆腐）。哈默斯又研究了 4 个人，让他们进食这种菜肴以后 8 小时，发现他们的血液同样凝结很慢；而另 4 个人吃不含木耳的豆腐，血液却如常，没有变化。因此，他在《新英国药物杂志》报道：中国烹饪的黑木耳能影响血液的凝结。他说："有趣的是，我们可以预期，木耳（经常和大葱、大蒜用在一起）有这样一种特性，将对冠状动脉粥样硬化起缓和作用。"哈默斯提出："从目前的情况来看，可以大胆地推测，黑木耳可能促成如此低的血管病病例，从而可解释这种真菌是一种延年益寿的补药。"

补胃养血海参好

中医向来强调"医食同源"，海参既是美味食物，又是滋养补药，在明代以后就被收载入补益药类。海参含丰富的蛋白质、灰分、微量元素，以及海参毒素、海参酸性多糖等。本品性味甘温，有补肾益精、养血润燥的功效。《食物宜忌》谓："补肾经，益精髓，消痰涎，摄小便，壮阳疗痿，杀疮虫。"《五杂俎》谓："海参……其性温补，足敌人参，故曰海参。"《百草镜》谓："入滋补阴分药，必须用辽东产者，亦可熬膏作胶用。"近年来，国内外对海参进行了大量的研究，证明海参具有多方面的药理功能，如抗肿瘤、抗真菌、抗放射、增强白细胞吞噬能力等。现已应用海参治疗癌症，可使瘤体缩小，体质改善，对皮肤癌有较好的疗效，海参特别适宜肿瘤的补助和滋补治疗。

补精明目决明子

决明子，首见于《神农本草经》，列为上品。为豆科植物草决明的成熟种子。味甘、苦、咸，性凉。归肝、肾经。功能益肾清肝，明目通便。

本品为常用之明目保健药。《神农本草经》记载："治青盲、目淫、肤赤、白膜、眼赤痛泪出，久服益精气，轻身。"《本草正义》曰："决明子明目，乃滋益肝肾，以镇潜补阴为正义，是培本之正治。"历代以其明目之方甚多，或单用，或与它药配伍，随症而施。如《僧深集方》决明散，即用决明子一味为末，粥

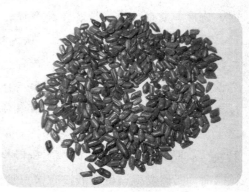

饮下，以益肝明目，"治失明，目无他病，无所见"。本品亦可合菊花做药枕，有清肝明目之效，对中老年高血压属肝肾不足，肝阳上亢者，确有疗效。

另外，本品尚能润肠通便，可单用每次 10 克代茶饮，亦可与其他滋润通便药同用，对中老年高血压，大便不通，眼花头晕，视物不清者尤宜。

现代研究证实：决明子含大黄酚、大黄素、大黄酸、大黄素蒽酮、大黄素葡萄糖苷、决明素、决明内酯、维生素 A 等物质。药理试验本品有降压、抗菌、通便等作用。

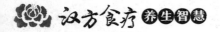

三、补益药膳

《素问·脏气法时论》言:"毒药攻邪,五谷为养,五果为助,五畜为益,五菜为充。气味合而服之,以补精益气。"药膳是"气味合而服之,以补精益气"的最佳方式。所谓"药膳"就是指在烹制荤素菜肴和粥汤时,加入补益五脏阴阳气血的中药,如人参、枸杞子、冬虫夏草、山药、黄芪、党参、白术、杜仲等,这样,药膳就使得一些普通的日常膳食具备了一定的补养和治疗作用。

药膳的运用在中国传统养生术中可谓历史悠久,《内经》十三方中的"半夏秫米汤"和"四乌鲗骨一藘茹丸"便是典型的药膳食疗方。药膳也是中国饮食文化中的一颗璀璨明珠,在享用美味佳肴的同时,又能使身体得到有益的滋补和调养,这就是中国药膳千百年来一直为人们推崇和喜爱的原因所在。今天,中国药膳已经走出了国门,并将中国传统饮食养生文化传播到了世界各地,从而为维护现代人的身体健康做出了新的贡献。

1. 补气药膳

中医认为,气是构成人体生命的基本物质,也是维持生命活动正常进行的基本能量。因此,《素问·调经论》言:"人之所有者,血与气耳。"

人体气虚多表现为全身或某一脏腑功能的衰退。导致气虚的原因,一方面是饮食失调,水谷精微摄入不足;另一方面是因为久病体虚,或劳累过度,或年老体弱等原因所致。人体正气虚弱后,会出现一系列的临床症状,以心、脾、肺三脏的气虚较为多见,临床表现有:少气懒言、神疲乏力、头晕目眩、食少纳呆、脘腹胀满、心悸怔忡、胸闷气短、咳喘无力、自汗、舌淡苔白、脉虚无力。

气虚是人生病的主要内因之一。《素问·评热病论》言:"邪之所凑,其气必虚。"《灵枢·本神》言:"肝气虚则恐,脾气虚则四肢不用、五脏不安,心气虚则悲,肺气虚则鼻塞不利、少气,肾气虚则厥。"

膳食补益是补气的最佳方法。对于气虚体质的人而言，应当经常食用补气的食物和药膳，特别是补气药膳，见效更快。下面我们就列举一些常用的补气药膳方供大家参考选用。

补中益气糕

原料：鸡蛋 10 个，党参、黄芪、大枣各 20 克，甘草、当归、白术、陈皮、生姜各 10 克，升麻、柴胡各 5 克，白糖 500 克，苏打 2 克。

制作：将党参、黄芪、大枣、甘草、当归、白术、陈皮、生姜、升麻、柴胡去灰渣，烘干并研成细末。鸡蛋打入盆内，将白糖倒入并搅拌，使蛋浆和白糖融为一体。加入面粉、中药粉末和苏打继续搅打，使其合为一体。在蒸笼内垫

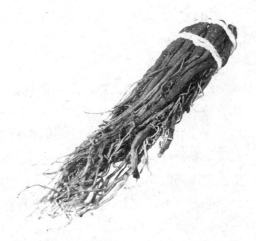

一层细草纸，将蛋浆倒入摊平，蒸约 10 分钟，取出翻于案板上，用刀切成 20 个条形方块即成。

功效：补中益气。本方适用于气虚所致的神疲乏力、少气懒言、自汗、食少等症。

干蒸莲子

原料：莲子 150 克，糯米 150 克，豆沙馅 60 克，冰糖 120 克，猪油、白糖、桂花酱、食用碱各适量。

制作：①干莲子用水稍泡 2～3 分钟，在锅内烧开水，放入少许食用碱（水不宜很多，浸没莲子即可），把莲子放入水内，把锅端离火。用刷子反复搓洗，去掉红皮，然后用温水换洗几次，去净碱味，捞出后用小刀切去两头的尖，并去掉莲心，用开水氽煮一下，捞出放碗内，加白糖少许，加开水，蒸到六成熟取出，待凉备用。

把糯米淘洗干净，用开水略氽煮，捞出，再用大火蒸透，取出备用。

扣碗内抹上猪油，将莲子（孔向下）码入碗内，由碗底向上码完；把冰糖砸碎，撒在莲子上；另外把糯米加入猪油、白糖、桂花酱拌匀，取大部分放在莲子上，摊平，中间稍凹一点，放入豆沙馅，再把糯米饭放在最上面摊平，放入蒸笼蒸 1 小时取出，反扣在盘内即成。

特点：油亮美观，香甜柔软，夏令佳品。

功效：补气健脾，养心安神。适用于心脾两虚之心悸、失眠、胸闷、气短、食少、腹胀、泄泻等症的补益。

大枣扒山药

原料：山药 1000 克，大枣 150 克，罐头樱桃 10 粒，猪油、白糖、桂花酱及湿淀粉各适量。

制作：

① 将山药洗净煮熟，冷后剥去皮。大枣用水洗净泥沙，剖成两半，去核。樱桃去核备用。

②于扣碗内抹上猪油，放入樱桃，把大枣围在樱桃周围。再将山药切成寸余长段，顺长一剖两半，用刀轻轻拍破，码在蜜枣上。码一层山药，撒上一层白糖，依次把山药码完，稍淋些猪油，最上层加入桂花酱，上笼蒸透。

③起锅时，把扣碗取出，挑净桂花渣，翻入盘内；同时在锅内注入清水，下白糖烧开溶化，用湿淀粉勾成稀芡，把扣碗拿掉，浇上糖汁即可。

特点：油润香甜，颜色美观，四季皆宜。

功效：补气健脾，养心安神。适用于心脾两虚之食欲缺乏、体倦乏力、心悸、胸闷、失眠、自汗等症。

参芪白莲粥

原料：西洋参 6 克，黄芪 30 克，大枣 15 枚，白莲子去心 60 克，甜杏仁 15 克，粳米 60 克。

制作：先将西洋参、黄芪加清水 1000 毫升，文火煮取 500 毫升去渣。大枣去核，与莲子、甜杏仁、粳米共煮为粥。每日 1 剂，连续 1 周。

功效：补气益肺。适用于脾肺气虚之体倦乏力、咳喘无力、气短懒言、恶风自汗、易患感冒等。

2. 补血药膳

血是人体最宝贵的物质之一，《素问·调经论》言："人之所有者，血与气耳。"血的生成与饮食水谷有直接的关系。血液内养脏腑，外濡皮毛筋骨，维持人体各脏腑组织器官的正常功能活动。所以，《素问·五脏生成篇》言："肝受血而能视，足受血而能步，掌受血而能握，指受血而能摄。"

血虚是指血液亏虚，脏腑百脉失养，所表现的全身虚弱性症状。引起血虚的原因很多，如先天禀赋不足、后天失养、脾胃虚弱、生化之源不足、各种急慢性出血、久病伤气耗血、思虑过度致暗耗阴血、因患肠内寄生虫病而致等。

血虚证以心、肝两脏多见，其临床表现为面白无华或萎黄、唇色淡白、爪甲苍白、头晕目眩、视力减退、四肢麻木、手足震颤，心悸怔忡、健忘失眠、女子月经量少或闭经等。

由于血液以水谷精气为其化源，所以食物补益是补血的最佳方法之一。血虚体质的人应经常食用补血的食物和药膳。下面列举一些常用的补血药膳供大家参考选用。

桂圆山药糕

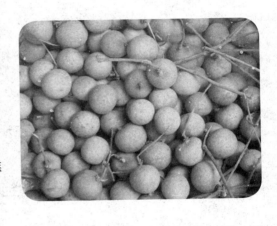

原料：桂圆肉 30 克，山药 500 克，熟莲子 30 克，熟面粉 100 克，青梅 30 克，白糖 200 克，蛋糕 30 克，京糕 30 克，瓜子仁 30 克，猪油、蜂蜜、樱桃各适量。

制作：

①将山药打成细粉，加熟面粉和水，揉成山药面团；青梅切成柳叶片，蛋糕切成菱形片，京糕切成 3 厘米长的丝，樱桃、瓜子仁洗净。

②将山药面团揉成圆形，放在平盘内，按成圆饼，将莲子摆在圆饼周围，樱桃摆在圆饼第 2 圈，桂圆肉摆在第 3 圈，蛋糕摆在第 4 圈，瓜子仁摆在第 5 圈，青梅片在当中摆成花叶形，将余下的蛋糕切成小丁备用。

③用一张大绵纸盖在山药圆饼上面，上笼蒸约 15 分钟，然后取出，揭去绵纸，把京糕丝摆在圆糕中间使呈菊花形，撒上蛋糕丁做花蕊。

④将烧勺盛清水，加蜂蜜、白糖，用武火熬化，撇去浮沫，再倒入水淀粉勾芡汁，加猪油后，浇在山药糕上即成。

功效：补血养心。适用于面白无华或萎黄、头晕目眩、心悸失眠、自汗、食少等症。

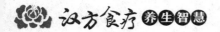
龙眼玉枣

原料：大枣 150 克，芋头 300 克，龙眼肉 100 克，糯米 200 克，白糖适量。

制作：

①将大枣去核，放碗内加少许清水旺火蒸约 20 分钟，取出碾碎，制成枣泥。把芋头蒸熟，剥去外皮，碾成芋泥。将枣泥搓成杏核形，用芋泥将其包住，制成玉枣，码放碗内。

②糯米、龙眼肉加水一起磨成糊状。无油净锅，入清水 750 毫升，加入白糖，烧开后撇沫，徐徐下入米糊轻搅，煮成羹状，浇在玉枣碗中即成。

功效：补血、健脑、润肺。适用于健忘失眠、体虚乏力、心悸、眩晕、咳喘、自汗等症。

猪肝枸杞汤

原料：猪肝 100 克，枸杞子 30 克，鸡蛋 1 个，葱、姜、食盐、香油各适量。

制作：将猪肝切片，枸杞子洗净，鸡蛋打入碗内。再将锅内水烧开，先煮枸杞子，约 10 分钟后，放入猪肝、葱末、姜末、盐，再煮 5～10 分钟，放入鸡蛋，淋入香油，即饮汤食肝、鸡蛋、枸杞子。

功效：补血养肝。适用于肝血虚之头晕、目花、夜盲、手足麻木及贫血的调补。

参归炖猪心

原料：猪心 1 具，党参 50 克，当归 20 克，葱、姜、桂皮、八角、味精、食盐各适量。

制作：将猪心去油脂，洗净。把党参、当归、猪心及葱、姜、桂皮、八角放入砂锅内，加水适量，用文火炖煮，待熟后放入味精、食盐调味，饮汤食肉。

功效：补血养心，补气益肺。适用于心血虚所致的心悸、怔忡、失眠、气短、多梦、自汗，以及肺气虚之咳嗽、乏力、懒言等症。

3. 补阳药膳

人如果没有了阳气，体内就失去了新陈代谢的活力，就不能供给能量，这样生命就会停止。阳气在人的生命活动中起着极为重要的作用，是人体内必不可少的生命能量。《素问·生气通天论》言："阳气者，精则养神，柔则养筋"，这里的"神"就是指人体生命的外在活力。

　　阳虚就是指机体阳气不足所表现的症候。多因久病伤阳，或先天不足、肾阳亏虚所致。临床以心、脾、肾三脏的阳气虚证多见。《素问·调经论》言："阳虚则外寒。"阳虚证的表现有神疲乏力、少气懒言、蜷卧嗜睡、畏寒肢冷、口淡不渴、腹胀纳少、腹痛喜按、心痛畏寒、面色苍白、阳痿早泄、小便清长、腰膝冷痛、食少便溏、宫冷不孕、周身水肿等。具有壮阳作用的食物很多，阳虚体质的人应经常食用补阳的食物和药膳。

核桃酪

　　原料：核桃肉150克，大枣50克，大米60克，白糖250克。

　　制作：

　　①核桃肉用开水稍泡片刻，剥去外皮，用刀切碎，用清水泡上。将大米淘洗干净后和核桃肉泡在一起。

　　②大枣洗净、去核，上蒸笼蒸熟后取出，和核桃肉泡在一起。

　　③将核桃肉、大米、大枣一同磨成细浆，用干净纱布过滤去渣。

　　④将锅置火上，注入清水，把核桃肉浆倒入锅内，并搅动。在即将烧开时，加入白糖，待煮熟后，装碗即成。

　　功效：补肾壮阳，益气和中。此甜点适用于腰膝冷痛、小便频数、神疲乏力、畏寒肢冷、阳痿遗精等症。

狗肉汤

　　原料：带骨狗肉1000克，鸡蛋2个，芝麻30克，香菜末50克，精盐、酱油、胡椒粉、辣椒面、香油、葱、姜、味精各适量。

　　制作：

　　① 芝麻洗净，炒熟并碾碎。鸡蛋磕入碗内拌匀，狗肉用凉水泡2小时，捞出剁成大块，用水洗净，放入锅内，加水将狗肉块煮熟，捞出凉凉后，将骨头拆出，狗肉撕成细丝。

　　②将熟狗肉丝放入盆内，再放入芝麻末、葱末、姜末、胡椒粉、辣椒面、香油、味精、酱油、精盐，拌匀，腌10分钟，然后抓入碗中，撒上香菜末。

　　③将狗肉汤烧开，锅离火，甩入鸡蛋汁，蛋片浮起时浇在狗肉丝碗内即可，饮汤食肉。

　　功效：温补阳气，益肾健脾。适用于脾肾阳虚之畏寒肢冷、腰膝冷痛、神倦乏力、脘腹胀满、阳痿早泄、小便频数、五更泄泻等症。

羊肉补阳汤

原料：羊肉 500 克，羊脊骨 1 具，山药 50 克，肉苁蓉 20 克，核桃肉 10 克，粳米 100 克，葱、姜、花椒、八角、食盐、胡椒粉各适量。

制作：

①将羊脊骨剁成数节，用清水洗净。羊肉洗净后，汆去血水，切成 4.5 厘米厚的条状块，将生姜、葱拍破。

②将羊肉、羊骨、山药、肉苁蓉、核桃肉、粳米一同放入锅内，注入清水适量，武火烧沸，撇去浮沫；然后放入葱、姜、花椒、八角及料酒，移文火上继续煮，炖至肉烂为止。

③将肉、汤出锅装碗，加胡椒粉、食盐调好味即可。

功效：补益阳气，壮肾健脾。适用于阳气虚引起的面黄肌瘦、畏寒肢冷、腰膝酸痛、阳痿早泄、尿频腹泻等症。

苁蓉炖猪心

原料：猪心 1 具，肉苁蓉 50 克，柏子仁 30 克，核桃肉 30 克，葱、姜、食盐、料酒、味精各适量。

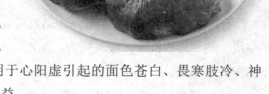

制作：

①将猪心去油脂，洗净血水。

②将猪心、肉苁蓉、柏子仁、核桃肉、葱、姜、料酒一同放入锅内，武火烧沸，撇去浮沫，改用文火炖至猪心熟烂即可。

③放入味精、食盐调味，饮汤食肉。

功效：补益阳气，养心安神。适用于心阳虚引起的面色苍白、畏寒肢冷、神倦自汗、心痛胸闷、体虚乏力等症的补益。

4. 补阴药膳

阴，是指人体内的阴精和阴液。阴精和阴液同样是维持人体生命活动正常进行的基本物质，发挥着极为重要的作用。孤阳不生，孤阴不长。阴和阳是生命物质能量的两个同样重要的组成部分。阴精充盈则人的生命力强,不易衰老,而能健康长寿。

阴虚是指机体阴液和阴精不足所表现的症候,心、肝、脾、肺、肾皆有阴虚证。《素问·调经论》言:"阴虚生内热。"阴虚多因久病伤阴,或汗、吐、下、失血过多,或先天不足,肾阴亏虚所致。其症状表现为:五心烦热、午后潮热、形体消瘦、口燥咽干、眩晕、失眠、盗汗、颧红、大便秘结、小便黄赤。肝阴虚之双目干涩、胁肋灼痛;心阴虚之心悸怔忡、失眠多梦;脾阴虚之不饥不食、手足心热、咽干不渴;肺阴虚之干咳无痰、骨蒸潮热、声音嘶哑,肾阴虚之腰膝酸痛、发落齿脱、遗精经闭。下面列举一些常用的补阴药膳供大家参考选用。

蜜蒸百合

原料:百合 500 克,蜂蜜 500 克。

制作:百合洗净,脱瓣。浸清水中半小时后捞出,放入碗内,加入蜂蜜,隔水蒸约 1 小时即成,分 10 次服用。

功效:滋阴润肺。适用于虚火干咳、咯血、颧红、盗汗、五心烦热、咽喉干燥、声音嘶哑等症的滋补。

川贝母酿梨

原料:川贝母 15 克,雪梨 6 个,冬瓜条 100 克,糯米 100 克,冰糖 180 克,白矾适量。

制作:

①将糯米淘洗干净,蒸成米饭;冬瓜条切成黄豆大颗粒;川贝母打碎;白矾溶化成水。

②将雪梨去皮后,由蒂把处下刀切下一块为盖,用小刀挖出梨核,浸没在白矾水内,以防变色。然后将梨在沸水中烫一下,捞出放入凉水中冲凉,再捞出放入碗内;川贝母分成 6 等份,分别装入雪梨中,盖好蒂把,装入碗内,然后上笼,沸水蒸约 50 分钟,即可出笼。

③将锅内加清水约 300 毫升,置武火上烧沸后,放入冰糖、糯米饭、冬瓜粒,稍煮一会儿,待梨出笼时,逐个浇在雪梨上即成。

功效:滋阴润肺,化痰止咳。适用于干咳无痰、声音嘶哑、骨蒸潮热、五心烦热、咽干、盗汗、消瘦等症的滋补。

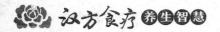

桂圆山药汤圆

原料：桂圆肉 50 克，山药 150 克，糯米粉 250 克，糖 100 克，麦冬 30 克。

制作：将山药蒸熟，剥皮；桂圆肉、麦冬用沸水泡软，同熟山药一同放入大碗内，加入白糖，轻捣成泥状；将糯米粉揉成软料团，以山药桂圆泥为馅包成汤圆，煮熟即可食用。

功效：滋阴养心。适用于心阴虚之心悸怔忡、失眠多梦、五心烦热、潮热盗汗、咽干颧赤等症的滋补。

虫草炖鸭

原料：鸭子 1 只，冬虫夏草 10 克，猪肉 60 克，火腿 30 克，葱、姜、料酒、奶汤、味精、食盐、花生油各适量。

制作：

①将鸭子去毛，从背部剖开，取出内脏，敲断颈骨；将火腿切小块，猪肉切大块。

②将锅烧热，放花生油及葱、姜，然后放入鸭子爆炒，加入沸水，煨 1 分钟，捞起，沥去水，去掉葱、姜。

③取大汤碗 1 只，按顺序放入火腿、冬虫夏草、猪肉、鸭子、葱、姜、料酒、食盐及开水，入蒸笼蒸 2 小时，取出，去掉葱、姜。把鸭子去掉胸骨、锁喉骨；撇去汤面浮沫，用纱布将原汤过滤留用。将鸭子放回汤碗内，鸭胸向上，鸭头放在胸上。倒入原汤（连冬虫夏草、猪肉、火腿），并倒入奶汤，再蒸 1 小时便成。冬虫夏草也可食用，味道鲜美。

功效：滋阴益精，润肺补肾。适用于肺肾阴虚引起的腰膝酸软、耳鸣眼花、发脱齿落、遗精经闭、干咳少痰、咽喉干燥、潮热盗汗、五心烦热等症。

5. 补五脏药膳

补心药膳

柏子仁粥

原料：柏子仁 15 克，粳米 50 克，蜂蜜适量。

制作：将柏子仁、粳米一同加水煮粥，待粥将熟时，加入蜂蜜，稍煮 1～2 沸即可。每日早、晚各温服 1 次。

功效：养心安神，润肠通便。适用于心悸、失眠、健忘、便秘等症。平时大便稀溏者忌食。

麦枣粥

原料：小麦 30 克，粳米 100 克，大枣 10 枚。

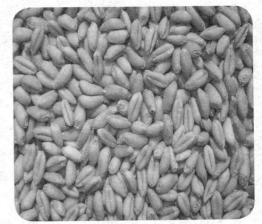

制作：将小麦洗净，加水煎煮；捞去小麦取汁，再入粳米、大枣同煮。或先将小麦捣碎，同粳米、大枣煮粥食用。每日早、晚各温服 1 次。

功效：养心安神。适用于心气不足、女子脏躁、精神恍惚、悲伤欲哭、心悸怔忡、失眠健忘等症。

桂圆莲子粥

原料：桂圆肉 30 克，莲子 30 克，粳米 100 克，大枣 10 枚。

制作：将莲子去心，大枣去核，与桂圆肉、粳米同煮粥，服食时可加入适量白糖，早、晚各温服 1 次。

功效：补血养心，宁神和中。适用于心血亏虚及脾胃虚弱引起的心悸怔忡、眩晕健忘、失眠多梦、面黄肌瘦、体虚乏力、自汗盗汗等症。

柏子仁炖猪心

原料：猪心 1 具，柏子仁 30 克，葱、姜、食盐、料酒、味精及香油各适量。

制作：将猪心洗去血水，用刀尖从猪心中间开一孔，把柏子仁放入猪心内。铁锅置火上，注入清水，依次放入猪心、料酒、葱、姜片、食盐，武火烧沸后，改用文火煨炖；肉熟后，将猪心捞出切薄片，装碗中，掺入原汤，加味精、淋香油，饮汤食肉。

功效：补血养心。适用于心血虚引起的心悸怔忡、面色萎黄、眩晕健忘、失眠多梦等症。

参莲蒸鲫鱼

原料：活鲫鱼 250 克，红参 15 克，莲子 30 克，虾仁 15 克，火腿片 30 克，葱、姜、味精、食盐、鸡汤、胡椒粉各适量。

制作：将活鲫鱼除去鳞及内脏后洗净，红参用温水洗净，莲子泡软后去芯，火腿切片；将鲫鱼、红参、莲子、火腿片、虾仁、葱片、姜末、食盐放入汤碗中，掺入鸡汤，上笼蒸约 1 小时，肉熟烂出笼，加入味精、胡椒粉调味，饮汤食肉。

功效：补气养心，健脾和胃。适用于心气虚引起的心悸怔忡、胸闷气短、神倦乏力、自汗、食少、头晕、腹胀等症。

补肝药膳

丹参黄豆汁

原料：丹参 500 克，黄豆 1000 克，蜂蜜 250 克，冰糖 100 克，黄酒 1 匙。

制作：

①丹参洗净，放砂锅中，加凉水以浸没为度，浸泡 1 小时后，用武火烧开，改用文火煎约半小时，滤出汁。再加水如前法煎取第 2 道汁，滤出并与头道汁混合。

②黄豆择选并洗净，用凉水浸泡 1 小时后，捞出倒入大锅内，加足量水，旺火烧开，放入黄酒，改小火煮约 3 小时，至黄豆酥烂，离火趁热将豆汁滤出。

③将丹参汁、豆汁同入瓷盆内，加蜂蜜、冰糖，盖上盖，上笼蒸约 2 小时，待凉后装瓷瓶封贮。

服法与用量：每次 1 匙，饭后 1 小时开水冲服或米汤送下，每日 2 次。

功效：补虚养肝，活血祛瘀。适用于慢性肝炎，兼见肝脾大者调补。

糖枣花生仁

原料：花生仁 100 克，大枣 50 克，冰糖 50 克。

制作：将花生、大枣洗净，与冰糖同放锅中，加水适量，武火烧开，改用文火煨煮，至花生仁熟烂即可。

服法与用量：温热空腹食之，每日 2 次，半个月为 1 个疗程。

功效：补中养肝，益气养血。适用于慢性肝炎引起的胸胁空痛、忧郁胆怯、神倦乏力、视力减退、眩晕心悸、四肢麻木等症的调补。

萝须枣豆粥

原料：胡萝卜 100 克，玉米须 60 克，大枣 30 克，黑豆 50 克。

制作：胡萝卜洗净切成小块。玉米须放锅中，加水适量，煮沸半小时后，捞出玉米须不用，然后下大枣、黑豆及胡萝卜块，再煮至豆烂即可食用。

服法与用量：温热空腹服之，每日 2 次，连服数日。

功效：益气养肝，健脾和中。适用于肝脾气虚引起的胸胁胀满、神倦乏力、不思饮食、忧郁烦闷等症。

补脾药膳

大枣糯米粥

原料：糯米60克，大枣20克，白糖适量。

制作：糯米淘洗干净，大枣洗净；糯米、大枣一同煮粥，米熟后放入适量白糖食用。

功效：补脾益气。适用于脾胃虚弱所引起的食少纳差、消瘦乏力、腹胀腹痛等症的调补。

羊肉桂茴汤

原料：羊肉500克，肉桂5克，小茴香10克，葱、姜、食盐、味精各适量。

制作：将羊肉洗净，切成小块，放入锅中，再加入肉桂、小茴香、葱、姜、盐，水煮熟后，放入味精调味，饮汤食肉。

功效：补脾养胃，温阳益气。适用于脾阳虚引起的形寒肢冷、胃痛隐隐、腹胀食少、体倦乏力、肠鸣泄泻等症的补益。

豆豉鲫鱼汤

原料：活鲫鱼1条，豆豉20克，胡椒15克，陈皮20克，葱、姜、食盐、味精、香油各适量。

制作：鲫鱼去鳞、去鳃及内脏，洗净，入沸水锅中稍烫捞出。将胡椒拍破备用；锅内加清水适量，下豆豉、胡椒、陈皮、葱、姜、食盐，旺火烧沸后下鲫鱼，改用文火煮约半小时即成，加少许味精，淋入香油，饮汤食肉。

功效：补脾温胃。适用于脘腹胀满、体虚乏力、食少纳差、形寒肢冷、肢面水肿等症的调补。

山药糕

原料：山药500克，豆沙馅150克，年糕150克，白糖150克，面粉100克，食用红、绿色素各少许。

制作：

①山药洗净后上笼蒸烂，凉凉。把白糖分成两份，一份加食用红色素，另一份加食用绿色素。将蒸好的山药剥去外皮，捣成泥状，加入面粉，揉成面团，再分成两块。

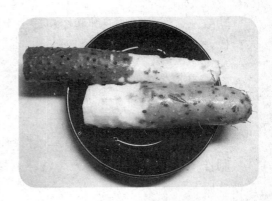

②取一块山药面团，擀成4寸见方的块状，再把豆沙馅捏成同样大小的块，放在山药面块上面，把年糕切成1分厚的片，铺在豆沙馅上面。把另一块山药面团擀成同样大小的块，放在年糕上铺平。然后切成两半，将其中的一半撒上红色糖粉，另一半撒上浅绿色糖粉。

③将红色、绿色的山药糕拼好，切成4条，再把每条各切5块，上笼蒸熟即可。

功效：补脾和胃，益气滋阴。适用于食欲缺乏、消化不良、咽干腹胀、手足心热、神倦乏力、体虚消瘦等症。

枣参鳜鱼

原料：鳜鱼1条，大枣50克，党参30克，葱、姜、料酒、食盐、味精、香油各适量。

制作：将鳜鱼去鳞及内脏，洗净。大枣去核洗净；锅置火上，注入清水，将鳜鱼、葱、姜、料酒、食盐、大枣、党参放入锅内，武火烧开，改用文火煨炖，至鱼肉熟烂，加味精少许，淋入香油，饮汤食肉。

功效：补脾益气，健胃强身。适用于体倦乏力、食少消瘦、少气懒言、脘腹胀满、肠鸣泄泻等症的调补。

补肺药膳

百合大枣粥

原料：百合粉30克，大枣15枚，大米100克，蜂蜜适量。

制作：锅内注入清水，置火上，下大米、百合粉、大枣一同煮粥，待米熟后加入蜂蜜少许，即可食用。

功效：补气益肺，生津止咳。适用于干咳无力、少气懒言、神倦疲乏、体虚自汗、易患感冒等症的调补。

杏桂炖银耳

原料:泡发银耳 250 克,甜杏仁 20 克,桂圆肉 20 克,葱、姜、食盐、味精、白糖、花生油、食用碱水各适量。

制作:

①将甜杏仁去衣后,放入沸水锅,加入碱水,用中火煮 15 分钟,捞出,洗去碱味,然后同桂圆肉一起放入碗中,入笼蒸 45 分钟取出。

②锅中注入清水,烧至微沸,放入银耳略煮半分钟,捞出沥干。

③把锅烧热,放入适量花生油,放葱、姜末、银耳煸炒,加入清水、桂圆肉、甜杏仁、食盐,烧开后加入白糖、味精少许调味即可。

功效:滋阴补肺,生津止咳。适用于干咳少痰、烦热口渴、咽喉干燥、颧红盗汗、体虚乏力、声音嘶哑等症。

月宫银耳

原料:干银耳 15 克,鸽蛋 12 个,鸡清汤 1500 毫升,火腿末、香菜、食盐、味精、料酒、猪油、食用碱、胡椒面各适量。

制作:

①将银耳用温开水泡发,削去黑根,再用碱水泡 5 分钟,用清水冲 2 次去其碱味后,上笼蒸熟备用。火腿、香菜切末备用。

②取 12 个圆形铁皮模子,内壁抹上猪油,将鸽蛋依次打破倒入,上面放少许香菜末和火腿末,上笼蒸 5 分钟,取出铁皮模子,放入冷水内,将蒸熟的鸽蛋取出,泡在冷水内。

③将鸡清汤烧开后下入料酒、食盐、胡椒面,把银耳放入鸡清汤内,再把鸽蛋捞入,最后放味精调味即可。

功效:补肺和胃,滋阴益气。适用于干咳少痰、体虚乏力、咽喉干燥、五心烦热、颧红盗汗、气短声哑等症的补益。

补肾药膳

核桃肉粥

原料:核桃肉 30 克,小米 100 克,红糖适量,盐少许。

制作:将核桃肉与小米同煮为粥,熟后加盐少许,放入适量红糖,温服。

功效:补肾强肾,益气润肺。适用于肾虚腰痛、四肢乏力、小便频数、阳痿遗精、畏寒肢冷等症的补益。

羊肉粥

原料：羊肉 100 克，大米 100 克，食盐少许。

制作：将羊肉洗净后切成碎末备用；将大米淘洗干净后放入锅内，加水煮至半熟时，加入羊肉末，搅匀，肉熟烂后放入少许食盐即可。

功效：补肾温阳，益胃和中。适用于肾虚腰痛、四肢无力、头晕眼花、小便频数、食少便溏、神倦嗜睡等症的滋补。

枸杞油爆虾

原料：河虾 100 克，枸杞子 30 克，核桃肉 30 克，葱、姜、料酒、精盐、白糖、味精、清汤、植物油各适量。

制作：

①虾剪去须，洗净，控去水。枸杞子、核桃肉放入碗内，上笼蒸熟。

②锅置火上烧热，放入植物油烧至八成热，分 2 次将虾下锅中，炸至虾壳发脆，用漏勺捞出控净油。

③锅内留底油，放入葱、姜末、清汤、料酒、精盐、白糖、味精，烧开后放入炸好的虾、蒸熟的枸杞子和核桃肉，煮 3～5 分钟，淋入香油即可。

功效：补肾壮阳。适用于肾虚阳痿、腰膝冷痛、畏寒肢冷、神倦无力、食少便溏、小便频数等症的调补。

杜仲炖羊肉

原料：羊肉 1000 克，杜仲 30 克，大枣 20 克，清汤 2000 毫升，葱、姜、八角、花椒、料酒、食盐、味精、花生油各适量。

制作：羊肉洗净血水后切成小块。葱切段、姜切片备用；锅烧热，放入花生油，下葱、姜、羊肉，用油煸炒，放入杜仲、大枣及佐料，文火煨熟。

功效：补肾壮阳，益气温中。

第 *4* 章
中医食疗

◆中医八法

◆药膳的常用制法

◆36种病症的饮食治疗

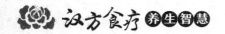

一、中医八法

中医在确定病症后，便选择治疗方法。治法分发汗、催吐、攻下、和解、清凉、温热、消导和滋补等，简称为汗、吐、下、和、清、温、消、补八法。这八法针对病因、症状和发病的部位，指出了治疗的方向。在食疗上，同样应用此八法。

1. 汗法

以疏散风寒为目的，常用于外邪侵犯肌表，即《内经》所说"在皮者汗而发之"，故亦称解表、解肌、疏解，解除风、寒、暑、湿等外邪。比如外感初起，恶寒发热，头痛，骨节痛，得汗后便热退身凉，诸症消失。

发汗能祛散外邪，也能劫津耗液，血虚或心脏衰弱及有溃疡等症的患者需慎用，以免发生痉厥等病变。一般发汗太过，汗出不止，也能引起虚脱。汗法常用的食物有大葱、生姜、大蒜、芥末、芫荽、豆豉、杨桃等。

2. 吐法

常用于咽喉、胸膈痰食堵塞。如喉症中的缠喉症、锁喉症皆为风痰郁火壅塞，胀闭难忍，又如积食停滞，胸膈饱满疼痛，只要上涌倾出，便可松快，故亦称涌吐，也即《内经》所说的"其高者因而越之"。

吐法多用在胃上部有形的实邪，一般多是一吐为快，不需反复使用。某些病人先有呕吐的，不但不可再吐，还要防其伤胃，给予和中方法。其他，凡病体虚弱或新产后，严重的脚气及四肢厥冷的，均不宜用吐。

3. 下法

一般多指通大便，用来排除肠内宿粪积滞，故也称攻下、泻下，也即《内经》所说的"其下者引而竭之"。

攻下剂分为两类，一种是峻下，用猛烈泻下药，大多用于实热证时；一类是用较为缓和的泻药，或用油润之剂帮助下达。但不论峻下或缓下，都宜于里实证，这是一致的。

使用下法，须考虑病人体质，并要懂得禁忌。大致有表证而没有里证的不可用，病虽在里而不是实证的不可用，病后和产后津液不足而便秘的不可用。通泄大便的饮食有菠菜、竹笋、番茄、香蕉、蜂蜜等。

4. 和法

"和"是和解的意思，病邪在表可汗，在里可下，倘在半表半里既不可汗又不可下，病情又正在发展，就需要一种较为和缓的方法来驱除病邪，故和解法在外感症方面，其主要目的仍在驱邪外出。例如更年期妇女乍寒、乍热、汗出时有时无，情绪波动，中医认为营养不和，可用生姜、甘草、淮小麦等调和。

5. 清法

凡用寒凉剂来治疗温热病症，都称清法，即《内经》所说"热者寒之"的意思，亦称清解法。

清除内热、消除毒火的食物有茭白、蕨菜、苦菜、苦瓜、松花蛋、百合、西瓜、茶叶、绿豆、赤小豆、橄榄等。

6. 温法

常用于寒性病，即《内经》所说"寒者热之"。一般都指里寒，故以温中为主要治法。例如呕吐清水，大便溏薄泄泻，腹痛喜按，手足厥冷，脉象沉伏迟微，均为温法的对象。

温法包括兴奋作用，有些因阳虚而自汗形寒，消化不好，气短声微，肢软体怠，小便不禁，性欲衰退等症，都需要温法调养。常用食物有辣椒、胡椒、花椒、八角茴香、小茴香、丁香、干姜、蒜、葱、韭菜、刀豆、桂花、羊肉、鸡肉。主要用于体质偏寒的人。

7. 消法

主要是消导，用来消除肠胃壅滞，例如食积内阻，脘腹胀满，治以消化导下。其次是消坚，多用于凝结成形的病症，如癥瘕积聚和瘰疬等。再次是消痰。利水亦在消法之内。水湿以走小便为顺，如果水湿内停，小便不利，或走大便而成泄泻，应予利导,使之从小便排出,一般称为利尿。常用食物有麦芽、山楂、神曲、鸡内金、海带、紫菜、萝卜、薄荷叶。

8. 补法

就是补充体力不足,从而消除一切衰弱症候,故《内经》说"虚者补之"。所用药物大多含有滋养性质,故亦称滋补、补养。

补法在临症上分补气、补血、益精、安神、生津液、填骨髓等,总之,以强壮为目的。

补剂的性质可分三种,一为温补,用于阳虚证;一为清补,用于阴虚证;另一种为平补,用于一般虚弱症。依病情轻重不同,分为峻补和缓补。

用补法必须照顾脾胃,因补剂大多壅滞难化。脾胃虚弱者一方面不能很好运行药力,另一方面还会影响消化吸收。见虚不补,势必日久成损,更难医治,然而不需要补而补,也能造成病变,尤其余邪未尽,早用补法,有闭门留寇之弊。食补比药补温和,但也不能太过。常用食物有糯米、小米、山药、大枣、香菇、桑葚、羊肉、海参、甲鱼、黑木耳、丁香、鹿肉、海虾、牛奶、猪皮等。

八法用起来不是孤立的,是互相关联的,用得灵活了,能使食疗发挥更好的效果。

二、药膳的常用制法

鲜汁：鲜汁由植物果实、茎、叶、根块捣烂或压榨取得，如西瓜汁、雪梨汁等。鲜汁可以一汁单用，也可以多汁合用；可以用原汁，也可以调入适量的酒和水。鲜汁的饮用量和时间、次数按病情酌情掌握。鲜汁要现制作，不宜存放。

饮：以食物或药物经沸水冲泡而成。制饮常用的原料有植物的花、叶、果实、茎叶等。例如：金莲花、玫瑰花等。饮只宜冲泸、浸泡，不宜煎煮。可以像喝茶那样饮用，不用定量定时。

酒：药酒是将药物用白酒浸制而成，主要使药物之性借酒之力，可以加入冰糖或蜂蜜调味。如枸杞酒、肉苁蓉酒等。方法是将药料适量放在白酒中，经常摇动，经过 5 ～ 7 天时间即可。

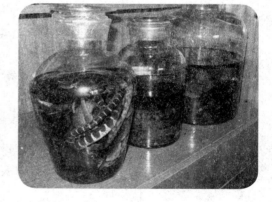

蜜膏：将榨汁或煎得的药汁，再以小火煎熬浓缩至黏稠如蜜时，兑加蜂蜜 1 倍，调匀而成。

粥：药粥可以药、米同煮，也可药、米分制。比如先将药物提成浓汁，再与米谷之物同煮成粥。或是先将药物榨汁或提汁，待米谷已煮熟成粥之后，再将药汁掺入粥内调匀而成药粥。把药物打成细粉，待粥煮熟后，撒下药粉。这种方法适用于药不宜久煮的粥。

炖、煨：炖，是将药物和食物加入适量的清水，放入调料，武火烧沸，再置文火上炖至熟烂。炖是制作滋补药膳最常用方法。一般炖的时间为 2 ～ 3 小时。煨，是指用文火对药物和食物进行较长时间加热的方法。

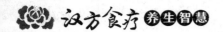

三、常见疾病的饮食治疗

1. 感冒的食疗

　　人们一般只注意了因气候变化、身体受凉引起的感冒。近几年来研究证明，与饮食关系密切。在饮食上长期吃高脂肪饮食，吃肉类酸性食品多，吃蔬菜水果碱性食物少，可降低体内免疫细胞的抵抗力，引起感冒；吃糖过多，消耗体内水分，引起口干舌燥，出现"上火"现象，还会消耗钙和维生素 B_1，致使体弱，免疫力下降；吃盐过多，唾液的分泌量就会减少，口腔里溶菌酶的含量就会相应减少，这就为病毒在上呼吸道黏膜生存创造了条件，加上钠盐的渗透作用，上皮细胞降低了包括干扰素在内的抗病因子的分泌，这时感冒病毒便乘机侵入，从而诱发感冒，进而引起咽喉炎、扁桃体炎等上呼吸道炎症。所以，饮食不当，可以引起感冒。

　　研究人员认为，采用最简便、最节省、无副作用的饮食疗法，对治疗感冒是有效的。大蒜、生姜、干辣椒、柠檬、柑橘对治疗感冒有很好的疗效，这些食物中的化学物质，有的可预防感冒，有的可减轻感冒症状。如柠檬、柑橘有清热解毒作用；生姜、干辣椒可作为驱寒、祛痰剂，有助于人体驱逐感冒病毒；大蒜可杀死细菌，增强人体免疫力。

　　板蓝根饮：板蓝根 30 克，放入砂锅，加水中火浓煎 2 次，每次 30 分钟，合并 2 次滤汁，早、晚分 2 次服。本方适用于各型流行性感冒。

　　青贯茶：大青叶 30 克，贯众 30 克，绿茶 3 克，加足量水，大火煮沸，改用中火煎煮 30 分钟，滤汁，早、晚 2 次分服。适用于各型流行性感冒。

　　芫荽茅根饮：新鲜芫荽 60 克，鲜白茅根 60 克，洗净，用温开水浸泡片刻，取出切碎，捣烂取汁，早、晚 2 次分服。本方适用于各型流行性感冒。

　　蒲花饮：新鲜金银花 30 克，鲜嫩蒲公英 100 克，分别洗净，用温开水浸泡片刻，捣烂取汁，早、晚分 2 次服。本方适用于发热、咽痛、口渴咳嗽、咳黄痰的风热型流行性感冒。

芦花荸荠汁： 新鲜金银花 20 克，鲜芦根 60 根，鲜荸荠 20 个，分别洗净；金银花、芦根温开水浸泡，捣烂取汁；荸荠连皮切碎，捣烂取汁。各汁混合均匀，加冰糖少许，溶化即成。早、晚 2 次分服。适用于风热型感冒。

枣姜饮： 生姜 10 克连皮切碎，蒜头 30 克捣碎，大枣 20 克温开水浸泡，三者放入砂锅，加适量水，大火煮沸后，小火煨煮 30 分钟，过滤取汁即成。早、晚 2 次分服。适用于恶寒重、发热轻、无汗、鼻塞流清涕、头身酸痛的风寒型流行性感冒。

姜糖水： 生姜 30 克，切成薄片，与红糖 30 克同入砂锅，加水煎煮 30 分钟，即成。饮汤汁代茶，频频服食，生姜亦可一并嚼食咽下。本方适用于风寒型流行性感冒。

金荷饮： 金银花 10 克，薄荷 6 克，荷叶 15 克，均切碎备用。西瓜皮 60 克切碎加水，大火煮沸，放入金银花、薄荷、荷叶，改用中火煎煮 30 分钟，去渣取汁，即成。代茶，早、晚 2 次分服，频频饮用。适用于发热恶寒、头胀身倦、胸闷，或呕吐腹泻的暑湿型流行性感冒。

荷花薏米汤： 鲜荷叶 1 张，菊花 12 克，薏米 30 克，加适量水煮汤，去渣服食。适用于暑湿型流行性感冒。

扁豆荷花煎： 鲜扁豆花、鲜荷叶、鲜玫瑰花各 20 克，加水 500 毫升，煎成浓汁，加适量冰糖，代茶，频频饮用。适用于暑湿型流行性感冒。

2．咳嗽的食疗

咳嗽是中医病名，相当于西医学中以咳嗽为主要表现的急、慢性支气管炎。急性支气管炎是一种常见的支气管黏膜急性炎症，多由细菌、病毒感染、理化因素刺激或过敏因素引起。表现为刺激性频咳、胸骨后疼痛，初发时有少许黏痰。慢性支气管炎病因比较复杂，外在因素有感染、理化刺激、过敏因素、气候变化等；内在因素有呼吸道局部防御和免疫功能低下、自主神经功能紊乱等。主要临床表现为咳嗽、咳痰或伴喘息。

中医《内经》认为："五脏六腑皆令人咳，非独肺也。"如果外邪侵袭，肺卫受侵，则肺气不宣、肃降失调，影响肺气之出入，引起咳嗽、咳痰、气喘症状。若脾失健运、痰浊内生，上干于肺亦可致咳；若肝失调、气郁化火，上逆于肺亦可致咳；若肺脏虚弱、阴伤气耗、肃降无权，可致气逆为咳。

中医治疗咳嗽，先区分外感与内伤。外感咳嗽多是新病，治以祛邪利肺；内伤咳嗽多为久病，治当祛邪止咳、扶正补虚、标本兼顾。食疗亦依此治疗原则。

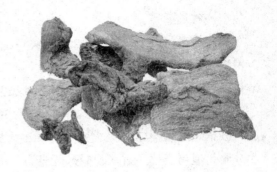

干姜：干姜末 3 克，热酒调服，或以饴糖和丸服之。适用于咳嗽声重、气急、咽痒、咳痰稀薄色白的患者。

雪贝饮：雪花梨 2 个，川贝母 5 克，冰糖 15 克，装入碗中上笼同蒸。食梨饮汁，每日 1 次。本方适用于咳嗽频剧、喉燥咽痛、咳痰不爽的热咳或干咳少痰、咽喉干痛、唇鼻干燥的燥咳。

蜜藕萝卜汁：生萝卜 250 克，鲜藕 250 克，梨 2 个，蜂蜜 250 毫升。将生萝卜、鲜藕、梨捣碎取汁，加入蜂蜜即成。适用于热咳、燥咳。

蜃荠煎：陈海蜃 30 克，鲜荸荠 50 克，煎汤频频饮之。适用于肺热咳嗽。

百合杏仁粥：鲜百合 50 克（干品 30 克），杏仁 10 克，去皮，打烂；粳米 50 克，同煮为稀粥，调白蜜适量，温食，每日 1 次。适用于肺燥咳嗽。

陈糖饮：陈皮 30 克，冰糖 15 克，加入清水，慢火炖 1 小时以上，每日饮服数次。适用于痰多咳嗽、因痰而嗽、胸闷体倦的痰湿蕴肺型患者。

竹沥粳米粥：粳米 100 克煮粥，临熟时加入竹沥 30 克搅匀，任意食用。适用于咳嗽痰多、痰色稠黄、咳吐不爽的痰热郁肺型患者。

白耳冰糖煎：白果 20 枚，银耳 20 克，冰糖 30 克，煎汤 300 毫升，每日分 2 次服用。适用于干咳、痰少黏白、口干咽燥，或午后潮热颧红、手足心热等肺阴亏耗型咳嗽。

3. 支气管哮喘的食疗

支气管哮喘是一种常见的呼吸道慢性疾病，亦是发作性的过敏性疾病，是由于广泛的小支气管痉挛所造成的一种急性发作性喘息，简称哮喘。其临床特征为发作性伴有哮鸣音的呼气性呼吸困难，持续数分钟至数小时或更长，可自行或经治疗后缓解。长期反复发作，常并发慢性支气管炎和肺气肿。支气管哮喘病人在寒冷季节和气温急剧变化时，常反复发作，病程长期而顽固。大多数发生在秋冬季节，春季次之，夏季多数减轻或者缓解。

本病属于中医的"喘证""哮证""肺胀"等范畴。

三六冬花茶：茶叶 6 克，款冬花 3 克。沸水冲泡，代茶随饮。

石韦茶：绿茶 2 克，石韦 1 克，冰糖 25 克。先煮石韦，连石韦一起冲泡茶叶、冰糖，加盖闷 3 分钟后可饮 3 次，下午 4 时后，不再饮用。

冬花茶：茶叶 6 克，款冬花 3 克，紫菀 3 克。开水冲泡，代茶饮用。

霜桑叶茶：经霜桑叶 30 克。将霜桑叶加水 500 ～ 1000 毫升，煎沸 10 ～ 15 分钟，取汁。代茶饮用。每日 1 次，不拘时温服。

久喘桃肉茶：胡桃肉 30 克，雨前茶 15 克，炼蜜 5 茶匙。将前 2 味研为末，拌匀，和蜜为丸，弹子大。每日 2 丸。或将前 2 味加水共煮，沸 10 ～ 15 分钟后，取汁加入炼蜜，即可代茶饮。或上 2 味研末，加蜜以沸水冲泡，代茶饮用。

楂桃茶：山楂 50 克，核桃肉 150 克，白糖 200 克。将核桃肉磨成浆，用清水稀释；山楂拍破在中火上煎熬 3 次，每次 20 分钟，过滤去渣，取汁浓缩至 1000 毫升。在山楂汁中，加白糖搅拌待溶化后，再缓缓倒入核桃浆，边倒边搅均匀，烧至微沸出锅。可常饮用。

紫苏粳米粥：粳米 500 克，紫苏叶 10 ～ 15 克。先将粳米 500 克煮稀粥，粥成后加入紫苏叶 10 ～ 15 克，稍煮即可。

生姜大枣糯米粥：鲜生姜 9 克，大枣 2 枚，糯米 150 克。生姜切末，与大枣、糯米共煮为粥食用。

胡桃粥：核桃肉 10 个，粳米 100 克，胡桃肉捣碎，与粳米同煮成粥。早、晚温服。

4. 冠心病的食疗

本病是一种由冠状动脉供血不足，心肌急剧和暂时的缺血与缺氧而致阵发性前胸压榨感或疼痛为特点的临床症候。

本病的发作多在劳累、激动、受寒、饱食、吸烟时。发作时心电图有心肌缺血等表现，即可进行诊断。

香菇降脂汤：鲜香菇 90 克，调味品适量。香菇用油、盐炒过后，加入水煎煮为汤。

薤白山楂粥：薤白 10 克，山楂 15 克（鲜者均加倍），粳米 100 克。三者同煮为粥，每日服 1 ～ 2 次。

首乌百合粥：制首乌 15 ～ 30 克，百合 30 克，枸杞子 10 克，大枣 6 枚，粳米 100 克，白糖适量。将首乌放入砂锅煎煮，取汁，再与百合、枸杞子、大枣、粳米、白糖共煮为粥。早、晚服用。

桃仁山楂陈皮饮：桃仁 6 克，山楂 15 克，陈皮 3 克。三者沸水冲沏，代茶饮。

柿蜜饮：七成熟的青柿子 1000 克，蜂蜜 2000 克；将柿子洗净去柿蒂，切碎捣烂，用消毒纱布绞汁，再将汁放入砂锅内，先用大火后改小火煎至浓稠时，加蜂蜜，再熬至黏稠，停火，冷却，装瓶。开水冲饮，每次 1 汤匙，每日 3 次。

5. 神经衰弱的食疗

神经衰弱是一种神经活动功能失调的病，多由大脑皮质中枢神经系统兴奋与抑制过程失去平衡所致。它常常由于长期的思虑过多或精神负担过重，脑力劳动者劳逸结合长期处理不当，或病后体弱等原因引起。主要表现为精神疲劳、记忆力差、易激动、神经过敏、失眠、头昏头痛、忧郁心疑等症状。本病属于中医学的"失眠""心悸""虚劳""脏躁"。

合欢花茶：合欢花 6 克，白糖适量。合欢花洗净沸水冲泡，加入白糖即可饮用。

莲芯茶：茶叶 1 克，莲子芯 2 克。开水冲泡饮服。

茉菖茶：青茶 10 克，茉莉花和石菖蒲各 5 克。沸水冲泡，代茶饮，每日 1 剂。

葱枣茶：大枣 20 枚，带须葱白 2 根。大枣加水大火烧开，改用小火炖约 20 分钟，加入带须葱白后继续炖 10 分钟，食枣，饮汤。

芹菜枣仁汤：鲜芹菜 90 克，酸枣仁 9 克。芹菜与酸枣仁同煮为汤。

百合枣仁汤：鲜百合 50 克，生枣仁、熟枣仁各 15 克。鲜百合用清水浸泡一夜，取生枣仁、熟枣仁水煎去渣，用其汁将百合煮熟，连汤服下。

猪肉枸杞山药汤：猪瘦肉 50 克，淮山药 30 克，枸杞子 15 克。三者共煮饮汤。

莲子百合煲瘦肉：鲜百合 30 克，莲子 10 克，猪瘦肉 250 克。三者同煮煲熟，调味后用。

莲子枣仁粥：莲子 30 克，炒酸枣仁 15 克，大枣 5 枚，粳米 100 克。上述物品同煮成粥。

天麻决明炖猪脑：猪脑 1 个，天麻 10 克，石决明 15 克。加水同煮 1 小时成稠状，捞出药渣，分 2 次服。

百合柏子仁：鲜百合 50 克（干百合 20 克），柏子仁 10 克，蜂蜜 1 匙。先将百合、柏子仁加水 500 毫升，小火煮 20 ～ 30 分钟，离火后加蜂蜜，弃柏子仁渣，服用。

6. 缺铁性贫血的食疗

缺铁性贫血是指体内可用于制造血红蛋白的储存铁已被用尽，红细胞生成受到障碍时所发生的贫血。缺铁性贫血是最多见的贫血。缺铁性贫血如果发生缓慢，早期可无症状或症状很轻。贫血发生和进展较快者症状较重。一般常见的症状有面色苍白、倦怠乏力、心悸和心率加速、体力活动后气促、眼花、耳鸣等。部分病人（大多为儿童）可有嗜食泥土、煤屑、生米等异食癖。贫血和缺铁纠正后，这些症状即消失。

旱草汤:鲜墨旱莲50克，大枣8～10枚。用清水2碗将二物煎至1碗，去渣饮汤。本方适用于失血性贫血。

山药枣泥饼:山药150克，枣泥60克，白糖90克，植物油500毫升，青梅丝、淀粉、香油各少许。把山药蒸烂，去皮，搓成泥，加上少许干淀粉拌匀，按成小团饼，放入枣泥包起来，做成金枣形，把细头插成一根青梅红（枣把），再蘸上干淀粉，放入盘内备用。植物油烧至七成热，把金枣放入油内炸透，呈金黄色，捞出；把炒勺擦净，用清水化开白糖，炒至白糖由稠变稀，能拔丝时，加上金枣，离开火眼，颠翻几下，倒在抹香油的盘内即成。

7. 急性胃炎的食疗

胃炎是指胃黏膜的炎性病变。可分为急性胃炎和慢性胃炎。急性胃炎发作急，症状突出。主要是由于食物中毒、化学品或药物刺激或腐蚀，或严重感染所引起，除部分病人转变为慢性炎症以外，大多在短期内痊愈。一般临床表现为上腹不适、疼痛、厌食和恶心、呕吐等，因常伴发肠炎而有腹泻，粪呈水样。也有以上消化道出血为主要表现，有呕血或黑粪等临床表现。

其在中医属"胃脘痛""呕吐""泄泻"等范畴。

胃炎芦甘茶:茶叶（绿茶）2克，芦根50克，甘草5克，水1升。先煎芦根、甘草约10分钟，取汁，加入绿茶即可，每日1剂，少量多次饮。

胃炎姜茶散:茶叶60克，干姜30克，共研末，每次3克散剂，每日2～3次，开水送下。

二花茶:红茶10克，玫瑰花6克，金银花10克，甘草1克，黄连6克。加水煎取汁频服。

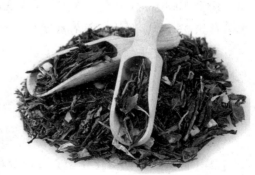

马齿苋粥:鲜马齿苋100克，大米200克。将马齿苋切成末与大米同煮成粥。

白扁豆粥:白扁豆60克，藿香叶60克。将白扁豆略炒研粉，藿香叶晒干为末，混合为散，每次取 10 克，用姜汤调和为粥送下，每日 4～5 次。

高良姜糯米粥：高良姜 30 克，糯米 60 克。将高良姜锉细，加水 500 毫升，煎汁去渣，加糯米，煮粥食用，每日 2 次，每次 1 小碗。

石榴鸡冠汤：鲜石榴树叶、鸡冠花各 25～40 克。水煎取汁服用。

8. 慢性胃炎的食疗

慢性胃炎即胃黏膜的慢性炎症。本病病因尚未完全明确，一般认为是由于急性胃炎、细菌毒素感染、药物刺激、鼻咽口腔的慢性病灶、胃酸缺乏而引起。临床主要表现有上腹部不适、嗳气、恶心、呕吐、食欲减退、体质消瘦等症状。胃镜下可分为慢性浅表性胃炎、慢性肥厚性胃炎、慢性萎缩性胃炎，属中医学的"胃脘痛"等范畴。

砂仁茶：茶叶 10 克，素馨花 6 克，春砂仁 6 克（打碎）。分 2 次沸水冲泡，频饮。

沙参茶：红茶、乌梅肉、生甘草各 1.5 克，徐长卿、北沙参、当归各 3 克，黄芪 4.5 克。上药研末，沸水冲饮，代茶频饮。每日 1 剂，连服 3 个月为 1 个疗程。

健胃泡姜茶：茶叶 15 克，干姜 3 克，粳米 30 克。水煎，代茶饮。

健胃茶：徐长卿 4.5 克，北沙参、化橘红、白芍各 3 克，生甘草 2 克，玫瑰花、红茶各 1.5 克。上药共研为粗末，沸水冲泡，代茶频饮，每日 1 次，连服 3 个月为 1 个疗程。

鲫陈羹：活鲫鱼 1 尾（约 400 克），干姜、陈皮各 3 克，胡椒、葱白、生姜、生粉、细盐各适量。鲫鱼煮成鱼汤备用，鱼肉另食用；把干姜、陈皮和胡椒同碾成细末，生姜和葱白切成碎末，同放入鱼汤中煮沸 5 分钟，最后加入生粉、细盐稍煮即成。饮汤，食鱼。每日 1～2 次，每次 1 小碗，温热服食。

山药粳米粥：鲜山药 120 克（或干品 60 克），粳米 100 克。将山药、粳米同煮为粥。

山药羊肉粥：鲜山药 500 克，羊肉 250 克，糯米 250 克。将山药、羊肉煮烂，加入糯米 250 克，加水适量煮成粥，早、晚服食。

木瓜生姜煲米醋：木瓜 500 克，生姜 30 克，米醋 500 毫升。将木瓜、生姜、米醋共入锅中，煎汁去渣服用。

9. 消化性溃疡病的食疗

消化性溃疡主要指发生在胃和十二指肠球部的慢性溃疡。这些溃疡的形成均与胃酸和胃蛋白酶的消化作用有关，故称消化性溃疡。其特点为慢性、周期性和节律性的上腹疼痛。胃溃疡的痛多发生在进食后半小时至 1 小时，胃酸增多或正常。十二指肠溃疡的痛则多出现于食后 3～4 小时，胃酸一般显著增多。故其在中医多称之为胃脘痛。其病因治疗及病后调养均与饮食有密切关系，药膳食疗对本病有很多的调养和治疗作用。

糖茶：茶叶、白糖和蜂蜜各 250 克。加水 4 大碗，煎成 2 碗，取汁，冷后封存经 12 日后服用。每日早、晚各服 1 汤匙，蒸热后服。

糖蜜茶：红茶 5～10 克，蜂蜜和红糖各适量。沸水冲泡 10 分钟，再调入蜂蜜、红糖，趁热频饮，每日 3 剂，饭后服。

瓜茶：茶叶 1 克，藤瓜干品 60 克（或用木瓜 60 克）。瓜切片加水 500 毫升，煮沸 5 分钟，分 3 次，饭后服，每日 1 剂。

甘橘茶：橘皮 10 克，甘草 5 克。橘皮撕碎，与甘草沸水冲沏，不拘时饮用。

旱莲大枣茶：鲜墨旱莲 50 克，大枣 8～10 枚。将墨旱莲、大枣加清水 2 碗煎至 1 碗，每日 2 次，去渣饮汤。

佛手茶：鲜佛手 25 克（干品 10 克）。佛手切片或制成粗末，沸水冲泡，加盖闷 10 分钟即可，代茶饮用，每日 1 剂，不拘时温服。

姜韭牛奶羹：将韭菜、生姜切碎，捣烂，以洁净纱布绞取其汁，倾入锅内，再加入牛奶，加热煮沸即可。

莲子桂花羹：莲子 60 克，桂花 2 克，白糖适量。先将莲子用清水浸泡 2 小时，去芯，入砂锅中，加水煮 1 小时，至莲子肉酥烂，加入桂花、白糖，再炖 5 分钟即可。每日晨起空腹食下，20 日为 1 个疗程。

三七藕蛋羹：三七粉 3 克，鲜藕 1 节，生鸡蛋 1 个，猪油、食盐各适量。藕洗净、捣烂，绞取汁液 1 小杯，加水少许，煮沸；将三七粉与鸡蛋清黄调匀，倒入藕汁中，加入猪油、食盐，略煮 1～2 沸即可。食蛋饮汤。

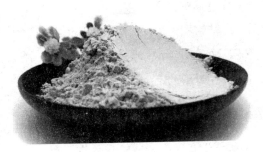

10. 糖尿病的食疗

糖尿病是因胰岛素相对或绝对不足而引起的以糖代谢紊乱、血糖增高为主的慢性疾病。早期无症状，晚期典型病人有多尿、多食、多饮、消瘦、疲乏等临床表现。早期诊断依靠化验尿糖和空腹血糖。糖尿病易并发感染，以及发生动脉硬化、白内障等疾病。本病属于中医"消渴"范畴。

猪胰海参蛋：海参、猪胰、鸡蛋各 1 只，先将海参泡发切片与猪胰同炖，熟烂后将鸡蛋去壳放入，加酱油调味，每日吃 1 次。

玉液羹：生山药粉 30 克，天花粉、淀粉、知母各 15 克，生鸡内金粉、五味子、葛粉各 10 克，黄芪 20 克。先将黄芪、知母、五味子加水 500 毫升，煎取 300 毫升，去渣。再将山药粉、葛粉、天花粉、鸡内金粉冷水调糊，趁药液沸滚时倒入搅拌为羹。每次服 100 毫升，每日 3 次。

黄芪山药粥：黄芪 30 克，山药 60 克，研粉。先将黄芪煮汁 300 毫升，去渣，加入山药粉搅拌成粥。每日食 1～2 次。

11. 高血压病的食疗

高血压病是以动脉压升高（尤其是舒张压持续增高）为主要临床表现的慢性全身性血管疾病。它能引起心脏、血管、脑、肾等主要器官的严重损害，是脑血管病、冠心病的主要致病原因之一。此病属于中医的"眩晕""头痛""肝阳"等证的范畴。中医认为，其发病原因主要是机体阴阳平衡失调，加之精神紧张、忧思郁怒，或过嗜醇酒厚味，而致心肝阳亢或肝肾阴虚。出现种种症状一般初期偏于阳亢，中期多属阴虚阳亢，后期多阴阳两虚。高血压病除药物防治外，饮食疗法也是一个重要方面。高血压的饮食疗法，以平衡阴阳、调和气血为目的。以下食疗配方可供参考。

香蕉：每日 3 次，每次 1～2 个，连吃一段时间。也可以用香蕉皮 30～60 克，水煎服。可治高血压。

柿饼：10 个，水煎，1 日 2 次分服。或用青柿子捣烂挤汁，每次加入 1 小盅酒，早、晚各服 1 次。适用于高血压及中风倾向者服用。

绿豆海带粥：先将水煮开，放绿豆及切碎的海带各 100 克，再放大米约 150～250 克，烧成粥。长期当晚饭吃。

苹果汁：用苹果洗净挤汁，每日 3 次，每次 100 毫升。轻度高血压者，可以吃苹果，1 日 3 次，每次 250 克。

鲜山楂煎：鲜山楂 10 个，捣碎，

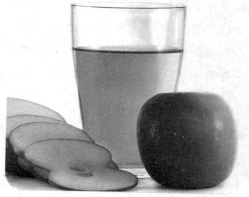

加冰糖适量，水煎服。科学研究证实，山楂有扩张动脉血管、改善心脏活动力、降低血压与血脂的作用。

醋花生：花生米浸醋中，5日后食用。每天早上吃 10 ～ 15 粒。有降压、止血、降低胆固醇作用。

向日葵子：生向日葵子，每日 1 把剥壳吃，有降压效果。或配饮芹菜汁100毫升，连服 1 个月。或用葵花子仁 6 克，研碎，临睡前以白糖水冲服。向日葵子含有丰富的亚油酸，有降低血脂中胆固醇的作用。

胡萝卜汁：每日约需 1000 毫升，不拘次数多少，分次饮服。现代医学证实，高血压者饮胡萝卜汁后，有降压作用。

蚂蚱炒豆渣：用豆腐渣、蚂蚱各适量，共炒不加盐，当菜吃。常用。

绿豆芝麻粉：绿豆与黑芝麻各 500 克，共炒熟研粉，每次服 50 克，1 天服 2 次。

荠菜煎：荠菜莲花 50 克，煮服，常用。

马兰头汁：马兰头 100 克，煮汁服，1 日分 2 次饮用。要常用。

蜇头汤：海蜇头（漂去盐味）100 克，荸荠或萝卜 250 克，共煮服。常用。

鲜笋：鲜竹笋，量不拘，清炖服，常用。

12. 老年性脑供血不足的食疗

老年性脑供血不足是指 50 岁以上的老年人，因局部动脉供血不足而引发的脑功能短暂丧失的一种病症。其主要临床表现为猝然跌仆、手足无力、头晕眼花，且发病具有起病突然、旋见旋止、反复发作、无意识障碍、病情缓解后像正常人一样的特点。

中医认为本病的主要病机在于气血亏虚及肾精不足。久病或年老都会导致气血亏虚，气虚则清阳不展、血虚则脑失充养，髓海空虚；可发为跌仆、眩晕等症；老年肾虚、精亏髓减，精血不得互生则血脉空虚，亦可发为跌仆、眩晕病症。

中医治疗本病主要选用益气养血、补肾填精的方药。食疗亦依此原则。

桑椹饮：桑椹 100 克，鲜芹菜 200 克，同用温水浸泡片刻，捣汁，调入蜂蜜 15 毫升，早、晚 2 次分服。

虫草枸杞蛋：枸杞子 20 克，冬虫夏草 6 克，温水浸泡放入砂锅；鸽蛋 2 只煮熟后去壳，亦放入砂锅，小火煨炖 40 分钟，即成。当点心食用。

麻菊煎：天麻 15 克，白菊花 6 克水煎服。

黄芪粥：黄芪 30 克切片，同糯米 100 克熬粥，待糯米酥烂时调入阿胶粉

30 克，红糖 20 克，再煨煮至沸，使粥黏稠。早、晚 2 次分服。

首乌杞菊煎：黑芝麻、枸杞子、何首乌各 25 克，杭白菊 15 克，水煎服。

芪肉鳝：大黄鳝 1 条，去内脏；猪瘦肉 60 克，黄芪 15 克。共煮熟，食黄鳝、猪肉。

13. 类风湿关节炎的食疗

类风湿关节炎是一种以关节和关节周围组织非化脓性炎症为主的全身性疾病。其突出的临床表现为对称性的多发性关节炎，以指、趾、腕、踝等小关节最易受累。早期或急性期发病关节呈红、肿、热、痛和运动障碍，晚期则关节强直或畸形，并有软骨和骨组织破坏。由于血清中可查到自身抗体，故本病为自身免疫性疾病。

中医认为本病的发生是由于正气不足，腠理不密，卫外不固，感受风、寒、湿、热之邪所致。内因为发病基础，因而易受外邪侵袭，使肌肉、关节、经络痹阻，气血运行不畅，而形成痹证。其风气盛者为行痹，故疼痛游走不定；其寒气盛者为痛痹，故疼痛剧烈；湿气盛者为着痹，故肌肤、关节麻木重着；其热气盛者为热痹，故关节红肿疼痛。

中医治疗本病根据病症的不同，可选用祛风、散寒、利湿、清热及舒经活血通络的方药。食疗亦依此治则。

乌蛇酒：乌梢蛇 200 克，枸杞子 50 克，杜仲 50 克，鸡血藤 50 克，浸泡白酒 1000 毫升，浸泡半月，方可饮服，每次 1 小杯，每日 2～3 次。

赤米煎：赤小豆 30 克，薏米 30 克，木瓜 30 克，白酒为引，水煎饮服，每日 1 剂。适用于关节肿胀沉重偏于湿重的患者。

桑枝煮鸡：老母鸡 1 只去毛及内脏，桑枝 60 克切成寸段，加水共煮至鸡肉熟烂，加盐调味，饮汤吃鸡肉。

黄花猪蹄：猪蹄 1 只，黄花菜 30 克，共同炖熟，加入适量黄酒调服，每隔 3 日服用 1 次。

樱桃酒：鲜樱桃 500 克，浸泡米酒 1000 毫升，10 日后方可饮用，每次 30～60 毫升，早、晚各 1 次。

血红蹄筋汤：蹄筋（牛、猪、鹿蹄筋任选）100 克，鸡血藤 50 克，大枣 10 枚。先将蹄筋浸泡 1 夜，与各物放入砂锅内煮汤，加盐调味，饮汤吃筋。本方有强筋活络、祛风胜湿之效。

14. 老年性便秘的食疗

便秘主要指排便困难和排便次数减少，有时排便感不强和粪便燥硬也属于便秘。老年性便秘主要是由于老年人肠平滑肌活动减弱所引起。在中医学认为主要是由于老年人气血亏虚、肾精不足、肠燥津亏及阳虚失运所引起。

蜂蜜香油饮：蜂蜜65克，香油35毫升。用沸水将蜂蜜和香油冲凋后温服。每日早、晚各1次。

蜂蜜木耳饮：黑木耳6克，煮烂，加蜂蜜2匙，调服，每日2～3次。治疗习惯性便秘。

二鲜煎：鲜荸荠10个去皮，鲜空心菜250克，洗净共入锅内，加水适量，煎煮熟烂，加少量食盐调味，佐餐食。

松糖糊：松子仁300克，炒熟，加白糖500克和水适量，用小火煎煮成糊状，冷却装瓶，每次1汤匙，空腹开水冲服，每日2次。

首乌粥：何首乌50克，以砂锅煎取浓汁去渣，再入粳米100克、大枣3枚、冰糖适量同煮为粥，每日分2次服。

桃花粥：桃花瓣4克（干品2克），与粳米100克共煮成粥，服食，隔日1次。

核桃粥：核桃10～15个，取核桃肉捣碎与粳米100克煮粥食，每日2次。有通便作用，适用于慢性便秘。

15. 月经不调的食疗

月经不调是妇科最常见的疾病之一。女性正常的月经周期为28日，提前或后延2～3日身体并无不适，也属基本正常。正常行经日期为3～5日。血色暗红，无血块。每次失血量约50克，以第2日最多。月经不准，血色不正，有血块，血量偏少或过多，均属月经不调。

益母草粥：益母草15克，生地黄15克，藕汁约50毫升，生姜6片，小米50～100克，蜂蜜适量。先煎益母草、生地黄、生姜，水适量，煎20分钟后，去渣，入米煮粥，将熟，加入藕汁及蜂蜜，稍煮即可。每日分3次服。

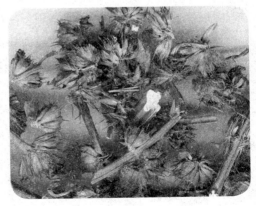

当归生姜羊肉汤：当归15克，生姜30克，山羊肉250克。前2味洗净

切片，与羊肉同炖至熟软，服食羊肉与汤（上方中可放干姜或生姜，以增强温阳之力。阳虚甚者加肉桂 6 克同炖），可补益气血，调经养容。

艾叶蛋黄汤：生艾叶 20 克，鸡蛋黄 2 个，食醋 15 毫升。先将艾叶用醋炒，再加水煎汤，饭前冲鸡蛋黄服用。每日 2 次。

炒香艾：香附 250 克，艾叶 120 克，醋适量。前 2 味洗净，用醋炒黄，研为细末，每次 9 克，每日 3 次，以醋冲服。

16. 痛经的食疗

凡在经期或行经前后，出现周期性小腹疼痛，或痛至腰骶，甚至剧痛晕厥者，称为"痛经"，亦称"经行腹痛"。

西医学把痛经分为原发性痛经和继发性痛经。前者又称功能性痛经，是指生殖器官无明显器质性病变者；后者多继发于生殖器官的某些器质性病变，如盆腔子宫内膜异位症、子宫腺肌病、慢性盆腔炎、妇科肿瘤、宫颈口粘连狭窄等。下列各食疗方主要以消除缓解功能性痛经的症状为主。

甘枣饮：甘草 12 克，大枣 60 克。先将甘草用水煎沸 20 分钟，再用滤出的甘草水煮大枣，煮熟后喝枣水，吃部分枣肉。

红花酒：洁净的红花 100 克放入细口瓶内，加 60 度白酒 400 毫升，浸泡 1 周，每日振摇 1 次。必需时服用 10 克。也可兑凉白开水 10 毫升和加红糖适量。可治疗血虚、血瘀性痛经症。

花生二红饮：生姜 25 克，花椒 9 克，大枣 10 枚，红糖 30 克。上 4 味加水同煮，每次月经来潮前 3 日始服，每日 1 次，连服 3 ～ 5 日。

姜艾煮鸡蛋：将艾叶 9 克、生姜 15 克洗净，艾叶切段，生姜用刀拍碎，与鸡蛋 2 个一起放入锅中，加水 300 毫升同煮，蛋熟后去壳，再放入原汤内烧煮 5 分钟，趁热饮汤吃蛋，每日 1 剂。行经前 3 日开始服用，可治寒湿凝滞痛经。

桂皮山楂饮：桂皮 6 克，山楂肉 9 克，红糖 50 克，月经来潮前水煎温服，每日 1 次，连服 2 ～ 3 日。适用于寒凝血瘀型痛经。

17. 功能性子宫出血的食疗

凡月经不正常，经查无妊娠、肿瘤、炎症、外伤或全身出血疾病等，而是由内分泌失调所引起的子宫内膜异常出血，称为功能失调性子宫出血，简称"功血"，中医称为崩漏。一般突然出血、来势急、血量多叫崩；淋漓下血、来势缓、血量少叫漏。功能性子宫出血的主要症状包括月经周期紊乱、多数周期提前或出血时间持续延长或月经量异常增多等。月经量过多会引起贫血，出血不止又会引起休克等危险症状。

公乌粥：公乌鸡1只（约重500克），糯米100克，葱白3根，花椒少许，精盐适量。先将乌雄鸡去毛及内脏，洗净，切块煮烂，再与淘洗干净的糯米和葱、花椒、食盐一同煮粥。每日2次，空腹食用。

二鲜煮蛋：鲜侧柏叶100克，鲜白茅根100克，鸡蛋3个。以上三味同煮至蛋熟，去蛋壳再煮半小时，去渣即成。每日晚饭前服1次，连服5～7日。

荠花生地煎：荠菜花30～45克，生地黄15克，水煎服，每日1次，连服3～5日。适用于血热型。

炖墨斗鱼：墨斗鱼洗净（500克）连骨一起加油、盐、酱、味精、花椒、大料炖烂后服用。适用于止血调经。

四汁蜜粥：益母草汁10毫升，生地黄汁40毫升，藕汁10毫升，生姜汁2毫升，蜂蜜10毫升，粳米60克。先以粳米煮粥，待米熟时，放入上述诸药汁及蜂蜜煮成稀粥。可治功能性子宫出血。

荷蒂粥：荷蒂5～10克，糯米50～100克，依常法二味加水共煮为粥状，空腹服食。此方能生举阳气，助脾胃，止血安胎。适用于清阳下陷之久泻脱肛及妇人妊娠胎动不安及崩漏和带下等病症。

18. 闭经的食疗

女子年逾18周岁，月经尚未来潮，或月经来潮后又中断6个月以上者，称为闭经。前者称为原发性闭经，后者称为继发性闭经，古称"女子不月""月事不来""经水不通""经闭"等。妊娠期、哺乳期或更年期的月经停闭属生理现象，不做闭经论，有的少女初潮2年内偶尔出现月经停闭现象也属正常。

墨鱼当归汤：干墨鱼100克，用开水发软，或用鲜墨鱼100克，切块，与当归30克同煮至墨鱼熟透，除去当归，加适量猪油、食盐、姜片调味，饮汤吃肉。可治经闭。

鸽肉粥：鸽子1只，猪肉末60克。先将鸽子宰杀后去毛和内脏，洗净放入碗中，加进猪肉末、葱、姜、黄酒、精盐，上笼蒸至能拆骨为度，去骨后备用；另将粳米淘洗干净，下锅加水置火上烧开，加入鸽肉一同煮粥，粥成后调入香油、味精、胡椒粉即成。每日服。

鳖甲白鸽：鳖甲 50 克，白鸽 1 只，将白鸽洗净，再将鳖甲打碎，放入白鸽腹内，同放瓦锅内加水适量，炖熟后调味服食。隔日 1 次，每月连服 5～6 次。适用于肝肾阴虚型患者。

十全大补汤：党参 10 克，炙黄芪 10 克，肉桂 3 克，熟地黄 15 克，炒白术 10 克，炒川芎 60 克，当归 15 克，酒白芍 10 克，茯苓 10 克，炙甘草 60 克，共用水煎，煎后滤水去渣。然后放入墨鱼 50 克，猪肉 500 克，猪肚 50 克，生姜 30 克，猪杂骨、葱、料酒、花椒、食盐、味精各适量，同煮，喝汤吃肉。此方对于血亏经闭有良效。

19. 绝经前后的诸症食疗

妇女在绝经前后，出现烘热面赤，进而汗出、精神倦怠、烦躁易怒、头晕目眩、耳鸣心悸、失眠健忘、腰背酸痛、手足心热、血压不稳定、收缩压升高或伴有月经紊乱等与绝经有关的症状，称"经断前后诸症"，又称"绝经前后诸症"。这些症候常参差出现，发作次数和时间无规律性，病程长短不一，短者数月，长者可迁延数年以至十数年不等。本病相当于西医学的更年期综合征。

鲜玫烤羊心：鲜玫瑰花 50 克，羊心 50 克，食盐 50 克。将鲜玫瑰花放入小锅中，加入食盐，煎煮 10 分钟，凉后备用。将羊心切成小块，放在明火上，边蘸玫瑰盐水边烤，烤熟即可。此方对于肾阳虚怕冷的患者最为适用。

麦枣粥：小麦 30～60 克，粳米 60 克，大枣 5 枚。将小麦洗净煮熟，捞去小麦取汁，再加入粳米、大枣同煮，煮熟后即可食用。此方对潮热汗多烦躁者尤为适宜。

白梅粥：白梅花 3～5 克，粳米 30～60 克。先煮粳米为粥，待粥将熟时加入白梅花，同煮 2～3 沸即可。梅花粥以 3～5 日为 1 个疗程，每日分 2 次空腹温热食用。此方对烦躁、胸闷、心痛等有效。

杞肉炒青笋：枸杞子 30 克，猪瘦肉 100 克，青笋 30 克，同放入油锅爆炒至熟，调味后佐餐食。适用于肾阴虚型患者。

龟胶蛤蜊粉：龟甲 60 克加醋炒至脆，阿胶 60 克，蛤蜊粉适量，炒成珠，共研极细末，每次 3～6 克，每日 3 次。适用于肝肾阴虚型患者。

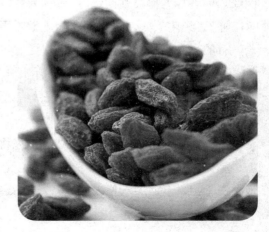

栗杞炖羊肉：栗子 20 克，枸杞子 15 克，羊肉 80 克，葱、姜、精盐各适量。羊肉洗净切成小块，与枸杞子、栗子及葱、姜、精盐共炖熟。每日 1 剂。

百合生地煎：百合 30 克，生地黄 20 克，水煎服，每日 1 剂，适用于阴虚型患者。

20. 产后缺乳及乳汁不通的食疗

妇女产后无乳汁或乳量过少称为缺乳。生产时出血过多而补充不足，易致缺乳。乳汁不通多数是因为生气所致。

通草烧猪蹄：猪蹄 2 只，通草 5 克，姜、葱、料酒、味精、精盐各适量。炒锅里放些油，烧熟后，投入姜片和葱段，再倒入焯过水的猪蹄块，煸透。加料酒 15 毫升、鲜汤 400 毫升、通草 5 克，煮 40 分钟。注意这段时间不要加盐，这样才容易将汤汁烧浓。40 分钟后，加精盐、味精、葱花出锅即可食用。

炒活虾：活虾适量，微炒，以黄酒拌食，连吃 2 ～ 3 日。适用于活血通乳。

鲫鱼汤：鲜鲫鱼加水不加盐煮汤，汤色呈乳白色时饮服，也可食鱼肉。

王不留行卧鸡蛋：王不留行 12 克，鸡蛋 3 个，白糖适量。先将王不留行加冷水半小碗，水煎 15 分钟，滤出药汁去渣。将药汁倒入小锅内，用小火烧开后，连续打入鸡蛋 3 个，加适量白糖，再烧 3 分钟，至蛋黄呈半流质状，离火。作为早点或当点心吃。

花豆猪蹄：猪蹄 2 只，花生米 80 克，黄豆 60 克，精盐适量。共放入砂锅内加水清炖，烂熟后调味食用。可常服。

章鱼：章鱼与猪肉、猪蹄或花生、大枣之类配用，煮食、炖食或炒食。可治乳汁不足。

21. 产后身痛的食疗

产褥期内出现肢体、关节酸痛、麻木者，称为"产后身痛"，亦称"遍身痛""产后关节痛"。

防风薏米煎：防风 10 克，薏米 30 克。水煎饮，每日 3 次，连服 1 周。

丝瓜汤：丝瓜络 30 克，水煎，加黄酒内服。

黄花菜煎：黄花菜根 30 克，黄酒适量，红花 10 克。黄花菜根与红花水煎取汁 50 毫升，冲入黄酒内温服。1 剂可煎 2 次，早、晚服。

杜仲肾：猪或羊肾 1 对，杜仲、牛膝各 10 克，将肾剖开，把药研碎装入肾内，上笼蒸熟，去药，吃肾，连吃 7 ～ 10 日。

菟丝子粥：菟丝子 30～60 克，捣碎和水煎，取汁，去渣后入米煮粥，粥将熟时加入白糖，稍煮即可。

当归牛膝木瓜粥：当归 30 克，牛膝茎叶 15 克，木瓜 15 克，粳米 100 克。当归、牛膝、木瓜水煎取汁约 150 毫升，加入米及适量水。常法煮粥，早、晚温服。服时加红糖调味。

22. 产后恶露不绝的食疗

产后恶露持续 3 周以上，仍淋漓不尽者，称为"恶露不绝"，又称"恶露不尽""恶露不止"。

木耳益母饮：黑木耳 30 克，益母草 50 克，白糖 50 克。水煎服。每日 3 次。

黄芪三七炖鸡：黄芪 50 克，三七 10 克，子母鸡 1 只。将子母鸡宰杀去毛及内脏洗净，再将三七用鸡油（或菜油）炸黄（切勿焦枯）、切碎，与黄芪（切片）炖鸡，吃肉喝汤。

益母蛋汤：益母草 30 克，鸡蛋 2 个，红糖适量。先将益母草洗净切段，与鸡蛋一同加水适量煮熟，去壳后再煮片刻，加红糖适量，即成。每日 1 次，吃蛋喝汤，连服数日。

山楂红糖饮：山楂 50 克，红糖适量。山楂洗净后水煎，加红糖适量，代茶饮，连服 5～7 日。

23. 女子不孕症的食疗

女子婚后夫妇同居 2 年以上，配偶生殖功能正常，未避孕而未受孕者；或曾孕育过，未避孕又 2 年以上未再受孕者，称为"不孕症"。前者称为"原发性不孕症"，后者称为"继发性不孕症"，古称前者为"全不产"，后者为"断绪"。

炖雀卵：麻雀 3 个，麻雀卵 30 个，核桃肉 30 个炖食。适用于肾精不充的患者。

炖乌鸡：乌骨鸡 1 只洗净，加水适量，与优质黄芪 50 克同放入瓦锅，隔水炖至鸡肉烂熟后调味，饮汤食鸡肉。适用于精血虚衰者。

红花蒸蛋：取新鲜鸡蛋 1 个，打 1 个孔，放入藏红花 1.5 克，搅匀蒸熟。经期来后第 2 日开始服食，每日吃 1 个；连吃 9 个，然后等下个月经周期来后第 2 日再开始服，连续服 3～4 个月经周期。适用于瘀血阻滞胞脉者。

韭炒青虾：青虾 250 克洗净，韭菜 100 克洗净、切段。先用素油煸炒青虾，烹黄酒、酱油、醋、姜丝等调味，再加入韭菜煸炒，嫩熟即可。此方可治宫冷不孕。

肉桂粥：肉桂研为细末，先将粳米100克、砂糖适量入砂锅内，加水煮为稀粥，然后取肉桂粉末1～2克，调入粥中，改用文火，再煮沸，待粥稠停火即可，早、晚餐时，空腹温食。此方可治虚寒痛经、宫冷不孕等症。

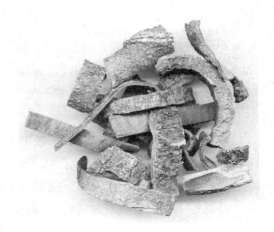

24. 小儿厌食的食疗

厌食是指较长期的食欲减低或消失。目前认为主要由两种因素造成：一种是局部或全身疾病影响消化系统的功能，使胃肠平滑肌的张力降低、消化液的分泌减少、酶的活力减低；另一种是中枢神经系统受人体内外环境各种刺激的影响，使消化功能的调节失去平衡，包括环境、气候、药物等因素及不良饮食习惯等。本症以1～6岁的小儿多见。

中医认为，本症多由饮食不节、喂养不当影响脾胃受纳运化功能或素体脾胃虚弱所致。

山楂汤：生山楂60克，洗净去核，加水400毫升，文火煎至150毫升备用，于1日分次服。大于3岁可连山楂肉一起吃。

麦山鸡金糕：大麦芽100克，山药80克，鸡内金20克，山楂60克，粳米150克，白糖70克，蜂蜜适量。将大麦芽、山楂、山药、鸡内金、粳米入锅炒煮，同白糖共研成粉末，拌匀。加入少量蜂蜜，压成方块糕。常服食有效。

大枣橘皮饮：大枣20枚，鲜橘皮15克（或陈皮3克）。先将大枣用锅炒，然后与橘皮放入保温杯内，以沸水冲泡温浸10分钟，饭前代茶频饮。每日1次。

党参肚片汤：党参30克，猪肚1个，薏米50克，草蔻仁5个，葱、盐少许。党参切片，与猪肚、薏米常法煮烂，草蔻仁研细末，加入肚汤内调匀。加佐料即可切片服食。可益气健脾助运化。

25. 小儿贫血（营养性贫血）的食疗

贫血是小儿时期常见病，以面色萎黄或苍白、爪甲口唇和眼睑结膜颜色苍白，甚则可见出血，发热为其主要症候表现。本病多因喂养失宜，或挑食偏食，或久病大病、先天禀赋不足，使脾胃功能低下，不能运化水谷精微、气血无以化生而

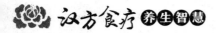

导致。

肝泥粥：鸡肝1只，洗净后用刀刮成肝泥，下油锅煸炒数下备用。粳米50克，加水熬成稀粥，放入肝泥搅匀，再煮数沸，食盐调味后即可。

太子参大枣茶：太子参15克，大枣10只，加清水适量，文火煎40分钟，取汁代茶饮服。

菠菜粥：菠菜100～150克，粳米100克，加水如常法煮粥。

枸杞子大枣鸡蛋羹：枸杞子15克，大枣10只，鸡蛋1～2只，洗净后加清水适量，用文火同煮约1小时，吃蛋饮汤，1次服完，每日1剂。

桑葚粥：新鲜紫桑葚60克，粳米50克，加水熬成稀粥，冰糖调服。

26. 小儿疳积的食疗

疳积即积滞和疳症的总称。积滞也叫食滞，或叫食积、停食，指饮食失节、停滞不化，造成脾胃运化失常。疳者干也，疳症是积滞日久、耗伤正气，临床上出现面黄肌瘦、肚腹膨胀、营养障碍而伴有慢性消化不良，显示出脾胃气血不足或津液干涸。

山楂鸡金粉：山楂30克，鸡内金30克，白糖适量。山楂、鸡内金烘干研粉调匀过筛。每日早、晚各1次，白糖、温水送，连续服几日。治积滞。

山楂核桃冰糖煎：山楂10克，核桃肉2个，冰糖5克，加水煎饮。

鸭苦胆：治小儿五疳。取鸭胆汁30克，淮山药粉30～36克和匀，晒干即得。1－3岁，每次3克，每日1次。3－6岁，每次3克，每日2次。6－9岁，每日3次，每次3克。服时用蜂蜜15毫升加水1匙与药粉调匀蒸10分钟，空腹服下。

黄鳝内金：黄鳝1条，鸡内金6克，酱油适量。将黄鳝去内脏，加鸡内金放锅中隔水蒸熟，用酱油调味服食。每日1次，连服数日。

27. 小儿感冒的食疗

急性上呼吸道感染简称"上感"，俗称"感冒"，是指由病毒或细菌等病原体感染所致的以侵犯鼻、鼻咽部为主的急性炎症。是小儿时期最常见的急性感染性疾病，一年四季均可发生，以冬春季发病率最高。本病除鼻、鼻咽和咽部黏膜炎症外，亦常影响口腔、鼻窦、中耳、喉、眼部、颈淋巴结等邻近器官。

中医认为感冒是感受六淫之邪而引起的，临床见恶寒、发热、头痛、鼻塞、流涕、喷嚏、咳嗽等病症。小儿感冒还常见挟痰、挟滞、挟惊等兼症。

萝卜生姜汁：萝卜300克，生姜18克。将萝卜、生姜洗净，萝卜连皮，生姜刮皮，2味均切碎捣烂，用干净纱布绞汁。将上汁分次慢慢咽服。主治风寒感冒、咽喉肿痛；脾胃虚寒者不宜服用。不要与人参、地黄、首乌等补药同服。

葱白豉姜饮：豆豉30克，葱白8根，生姜3片，红糖50克。水适量烧开，放入豆豉、葱白、生姜浓煎5分钟，加入红糖煎5分钟。热服代茶。治风寒感冒。

绿豆根汤：白菜根5个，绿豆30克，白糖适量。先将绿豆煮至半熟，再将白菜根洗净切片，加入绿豆汤中，同煎至绿豆裂开，菜根烂即可。可加糖调味后饮汤。治风热感冒。

二白苦瓜汁：苦瓜1个，白萝卜15克，葱白2根。将3味洗净切碎，同煎汁。每日1剂，分2次服。主治流感初起。

28. 小儿咳嗽的食疗

咳嗽是小儿肺部疾患中的一种常见症候，是因感受外邪或脏腑功能失调，影响肺的正常肃降功能，造成肺气上逆作咳，咳吐痰涎。有声无痰为咳，有痰无声为嗽，二者又多并见，故多通称"咳嗽"。本症一年四季均可发病，尤以冬春为多。婴幼儿发病率较高。预后一般良好。小儿咳嗽有外感咳嗽和内伤咳嗽之分，乳儿在生后百日以内的咳嗽，为"百啐嗽"，亦称"乳嗽"或"胎嗽"。本症包括现代医学的气管炎、支气管炎。

萝卜姜枣饮：白萝卜8片，生姜3片，大枣3枚，蜂蜜30毫升。将萝卜、生姜、大枣加水适量煎沸约30分钟，去渣，加蜂蜜，再煮沸即可。温热服下。每日1～2次。治风寒感冒咳嗽。

沙竹莲百蛋汤：沙参50克，玉竹25克，莲子25克，百合25克，鸡蛋1个，白糖适量。将沙参、玉竹、莲子、百合洗净，同鸡蛋连壳一起下锅，同炖半小时，取出鸡蛋除壳，再同炖至药物软烂。食鸡蛋饮汤，可加白糖调味。治气虚久咳、肺燥干咳。

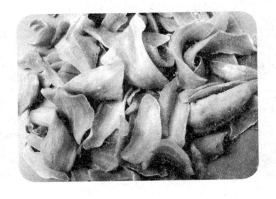

荸荠梨汤：荸荠35克，百合15克，雪梨2个，冰糖适量。将荸荠洗净去皮捣烂，雪梨洗净连皮切碎去核，百合洗净后，3味混合加水煎煮，后加适量冰糖煮至熟烂汤稠。温热食用。主治痰热咳嗽。

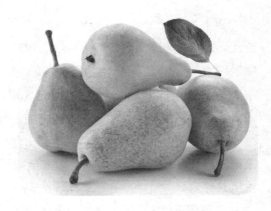

梨蒸贝：鸭梨 1 个，川贝母 6 克，冰糖 20 克。将梨于柄部切开，挖空去核，将川贝母研成粉末后装入梨内，用牙签将柄部复原固定。放大碗中加入冰糖，加少量水，隔水蒸半小时。将蒸透的梨和其中的川贝母一起食入。主治久咳不愈。

29. 小儿肝炎的食疗

病毒性肝炎是由多种肝炎病毒引起的常见传染病，具有传染性强、传播途径复杂、流行面广、发病率高等特点。临床上主要表现为乏力、食欲减退、恶心、呕吐、肝区胀痛、肝大及肝功能损害，部分病人可有黄疸和发热。病毒性肝炎分甲型、乙型、丙型、丁型、戊型和庚型肝炎 6 种。

根藤煎：猕猴桃根 20 克，鲜忍冬藤 100 克，大枣 6 枚，冰糖适量。猕猴桃根、鲜忍冬藤洗净切碎，入锅加水适量煎 30 分钟。冰糖适量调味。每日 1 剂，早、晚分服，温服。主治小儿急性肝炎。

青苗茵陈蛋汤：大青叶 20 克，田基黄 20 克，茵陈 30 克，鸡蛋 2 个。将鸡蛋洗净外壳与大青叶、田基黄、茵陈一起入锅，加水 400 毫升，煮 30 分钟，滤出药渣。吃蛋喝汤，每日 1 剂，早、晚分 2 次服用，连服 7 日。预防肝炎。

金赤小豆粥：鲜金针菜 20 克，赤小豆 50 克，薏米 100 克，白糖适量。鲜金针菜洗净切碎，入锅加水适量煎 20 分钟。去渣取汁，放入赤小豆、薏米，煮至稠厚。白糖适量调味。每日 1 剂，早、晚分 2 次温服。主治小儿急性肝炎。

鸡蛋瓜秧：鲜黄瓜秧 1 根，鸡蛋 1 个。先将黄瓜秧洗净，剪断，加清水 500 毫升，煎煮 20 分钟，捞出黄瓜秧，打入鸡蛋，搅拌均匀，即成。每日 2 次，连服 7 日为 1 个疗程。主治小儿黄疸型肝炎。

30. 痈疽疖的食疗

痈、疽、疖皆属疮疡一类外科疾患。它们是由于细菌及其他病原微生物侵入人体后，在机体抵抗力下降、皮肤不洁，素体蕴热的基础上，所引起的人体组织局部或全身的化脓性炎症反应。若不及时治疗，易导致败血症、毒血症。

痈是金黄色葡萄球菌引起的多个相邻的毛囊和皮脂腺或汗腺的急性化脓性炎症。初期为局部光软无头、红热肿痛、1周后化脓，之后溃破，流出脓液。疖是一个毛囊及其所属皮脂腺的急性化脓性感染，初起为红肿痛的小结节，后渐增大疼痛，2～3日后化脓，之后溃破排出脓液。疽的范围较广，分有头疽与无头疽。有头疽初起有粟粒状脓头，焮热红肿胀痛，易向周围及深部扩散，病变范围较痈为大，溃破后形如蜂窝；无头疽患部漫肿，肤色不变，有些疼痛不显著，有些则疼痛彻骨，病变难消、难溃、难敛，现已明确无头疽是一种骨与关节间的急性化脓性疾病。

中医将痈、疽、疖的发病过程分为初起、成脓、溃后3个阶段，分别立出了消法、托法、补法3个总的治疗原则。痈、有头疽、疖均属阳证，治疗多用清热解毒、凉血解毒等药物，食疗也宜用有清热消炎、凉血等功用的食物，如绿豆、西瓜、菊花、马兰头、芹菜、黄瓜等；无头疽属阴证，宜用温经通阳的药物、食物治疗。

痈、有头疽、疖的食疗有以下几种方法。

绿豆瓜皮饮：绿豆100克，西瓜皮500克。先将绿豆与清水1500毫升煮汤，煮沸后10分钟，去绿豆留纯清绿豆汤，放入西瓜皮再煮，煮沸后离火，冷却后饮，每日分服。此方适用于痈疖初起的患者，皮肤红肿热痛，但未成脓，或有咽喉疼痛症状。

拌绿豆芽：绿豆芽开水泡或烧成半生半熟拌粉丝，加少量麻油及盐成凉拌菜，经常佐餐服食。适用于火毒内蕴的患者，除皮肤红肿热痛外，伴有发热、口渴、喜喝凉水、大便燥结、舌红苔黄等症状。本方为清热法，遵《内经》"热者寒之"之意。

麒麟菜：60克，水煮，与白糖20克调食。亦可用于火毒内蕴者。

马兰头：根250克洗净后煮汤服，每日2次。适用于已化脓的疖。

苦瓜汁：生苦瓜1条，捣烂成泥状，加糖50克拌匀，2小时后滤汁饮。适用于疖已化脓，灼痛发热者。

黄芪大枣粥：生黄芪30～60克，大枣30～60克，浓煎取汁，再取粳米100克，红糖30克同煮，待粥将成，调入陈皮末1克，稍沸即可。本方适用于皮肤漫肿无头、皮色不变、疼痛不明显、患者身体较虚弱者。

嫩羊肉汤：嫩羊肉250克，生姜30克，葱白、胡椒粉各12克，黄酒适量，盐6克，制成肉汤。每次1小碗，吃肉喝汤。适用于皮肤漫肿、无头疽、疼痛难忍、身体寒冷、手足发凉的患者。本法为温经通阳法，遵《内经》"结者散之"之意。

31. 骨折的食疗

中医将骨折分为 3 期：初期局部筋骨脉络损伤，血离经脉，淤积不散，气血凝滞，经络受阻，治宜活血化瘀、消肿止痛为主。中期肿胀逐渐消退，疼痛明显减轻，适瘀肿虽消但未尽，骨尚未连接，治宜接骨续筋为主。后期骨折虽已连接，但筋骨未坚，治宜壮筋骨、养气血、补肝肾为主。

多味烧酒：官桂、乳香、没药、木香、羌活、羊踯各 15 克，川芎、玄胡索、紫荆皮、五加皮、牡丹皮、郁金、乌药各 30 克，上药研末入绢袋，入 500 毫升白酒中，煮 30 分钟，每次饮用 3 ～ 5 杯，可止痛。适用于骨折肿痛。

干合欢粥：干合欢花 30 克（鲜花用 50 克），粳米 50 克，红糖适量，共入砂锅中加水如常法煮粥，至米花粥稠，表面有油为度。每晚空腹在睡前温热顿服。适用于骨折肿痛。

炖乌鸡：乌公鸡 1 只，去毛洗净，三七 5 克切片填入鸡腹中，加黄酒少许，隔水炖熟，蘸酱油服食。适用于骨折初、中期。

炖猪肾：猪肾 500 克，中剖为二，剔去筋膜臊腺，洗净，另用当归 10 克、党参 10 克、山药 10 克装入纱布袋中，扎紧袋口，一起放入锅内用武火隔水炖，至猪肾熟透，捞出切片即可调味服食。适用于骨折中后期。

猪骨汤：猪脊骨 1 具，大枣 120 克，莲子 90 克，降香 9 克，生甘草 9 克，姜、精盐各适量，加水用文火炖烂，每日 2 次服用。适用于骨折中后期。

猪骨炖黄豆：猪骨头 1000 克，黄豆 250 克，加水文火炖烂，加入姜末、精盐各适量调味，早、晚服用。适用于骨折中后期。

32. 烧伤的食疗

中医学认为烧伤乃强热侵害人体，热胜则肉腐，以致皮肉腐烂。根据不同的烧伤程度，治疗上应予以消肿止痛、活血祛瘀、祛腐生肌等相应的方法。

蛋清香油：鸡蛋清、香油各适量，调匀涂患处，适用于 1 度烧伤。

蛋清蜂蜜：蜂蜜 100 毫升文火熬，加入新鲜鸡蛋清 100 毫升，调匀搽患处。适用于 1 度烧伤。

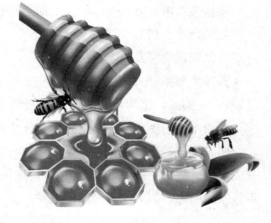

番茄：1个，皮连肉质贴敷患处，每日换2次。适用于1度烧伤。

干豆腐衣：100克烧存性研末，加香油适量调成糊状搽患处。适用于轻度烧伤。

四季青茶叶胶：四季青500克，青茶叶30克，水2000毫升，浓煎至胶状，外涂患处。适用于1度烧伤。

蛋黄：5个，煮熟后熬出蛋黄油，外敷患处。适用于1度、浅2度烧伤。

苦瓜瓤：捣烂，涂敷。治轻度烧伤。

33. 肛裂的食疗

肛裂是指肛管的皮肤全层裂开，并形成溃疡的炎症性疾病。多见于20～40岁的青壮年。

临床可见症状主要为排便时疼痛，呈阵发性刀割样疼痛或灼痛，排便后数分钟到10余分钟内疼痛减轻，随后又因括约肌持续性痉挛而剧烈疼痛，往往持续数小时方缓解。同时可见大便时出血，一般为滴血。患者常有习惯性便秘，与肛裂形成恶性循环。

中医学认为本病是由于阴虚津液不足，或脏腑热结肠燥、大便秘结、粪便粗硬、排便努责、使肛门皮肤裂伤、湿热蕴阻、染毒而成。治疗上主要以清热养阴，润肠通便为主。肛裂的饮食疗法有以下几种。

苏麻粥：紫苏子9克，麻子仁18克，两者砸烂后加水浸搅，取汁放入锅中，加淘洗干净的粳米200克，熬粥食用。

蜂蜜香油：蜂蜜65毫升，香油35毫升。将香油冲入蜂蜜中，加沸水冲调服，早、晚各1次。

大黄决明饮：生大黄6克，决明子30克，蜂蜜20毫升，上2味煎30分钟，去渣加入蜂蜜搅匀，每日2次，服1周。

五仁粥：火麻仁15克，郁李仁15克，甜杏仁10克，桃仁10克，瓜蒌仁15克，粳米100克，前5味用纱布包，与粳米同入砂锅中，煮粥服食。每日2次，服2周。

番泻叶蜂蜜饮：番泻叶10克，蜂蜜20毫升，代茶饮。

34. 带状疱疹的食疗

带状疱疹是由水痘带状疱疹病毒引起的急性疱疹性皮肤病。一般好发于春秋季节，成年人多见。

本病发病时先可有较轻度发热、疲倦无力、患部皮肤灼热等症状，后沿神经分布区域发生不规则红斑，继而出现成群簇集水疱，数日后皮损结痂，痂脱则愈。皮损多沿某一周围神经分布，排列成带状，常发于身体一侧，一般不过中线。一次发病后一般可获得终身免疫。

中医学将本病称为蛇丹，发生于胸腰者称缠腰火丹；发生于面部、下肢者称为蜘蛛疮、蛇窜疮。本病病因主要为风、湿、热毒邪蕴于内而发于外所致。临床分为3型：肝火热毒型，可见皮损鲜红、灼热刺痛、口苦咽干、大便干、小便黄；脾湿毒郁型，可见疱疹色暗、疱壁松弛、食少腹胀；气滞血瘀型，多见于皮疹色暗，经久不退或退后局部疼痛不止。治疗则宜清热泻火，或健脾利湿，清热解毒，或活血化瘀，行气止痛。带状疱疹的饮食疗法主要有以下几种。

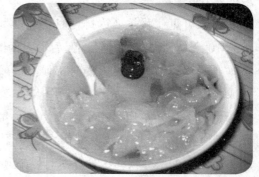

冰糖金杞饮：冰糖 30 克，金银花 30 克，枸杞子 20 克，加适量水煎汤代茶。适用于肝火热毒患者。

百合绿豆汤：绿豆 50 克，加水适量煮沸，再加百合 30 克煮熟，再加入冰糖 30 克，待溶化饮用。适用于火热内盛患者。

二根饮：鲜芦根 50 克，鲜白茅根 50 克，煎汤代茶饮。适用于脾湿毒蕴患者。

绿豆佩兰薏米煎：绿豆 50 克，佩兰 10 克，生薏米仁 30 克，加适量砂糖和水煎煮，饮汁代茶。适用于脾湿毒蕴患者。

枸杞煮鲫鱼：枸杞菜连梗 500 克，鲫鱼 1 条，陈皮 5 克，生姜 1 片，煮汤饮。适用于病久疮面残留刺痛、经久不去的气滞血瘀的患者。

柴胡当归陈皮蛋汤：柴胡 15 克，当归 9 克，陈皮 9 克，鸡蛋 1 个，一同煮熟，吃蛋饮汤，每日 1 剂，连服 1 周。适用于气滞血瘀患者。

35. 湿疹的食疗

湿疹是一种常见的皮肤病，病因较复杂，与变态反应有密切关系。过敏体质者，因食物、药物、感染、物理化学刺激等均可诱发本病。

临床表现为多种形态的皮疹，有渗出倾向，瘙痒剧烈，常泛发或对称分布，病程较长，易迁延而成慢性湿疹。常见有红斑、肿胀、丘疹、丘疱疹、水疱及渗出、糜烂、结痂、鳞屑、苔藓样变等。任何部位均可发生，好发于头面部、手、小腿、脐部、乳房等处。

临床上根据不同的表现分为急性、亚急性、慢性3种。急性湿疹持续2～3周可痊愈，但易复发；慢性湿疹则病程很长，不易治愈。

中医将本病称为湿疮、浸淫疮。病因主要为禀赋不耐，风湿热阻于皮肤而成。临床分为3型：湿热浸淫型，皮损潮红灼热，瘙痒无休，渗液流汁；脾虚湿蕴型，皮损潮红，瘙痒，抓后糜烂渗出，可见鳞屑，伴有食少神疲，腹胀便溏；血虚风燥型，久病不愈，皮损色暗或色素沉着、剧痒，或皮损粗糙肥厚。急性以温热为主，亚急性多与脾虚湿蕴有关，慢性则多与血燥生血有关。治疗则根据不同证型，采取清热利湿、健脾化温、养血祛风。湿疹的饮食疗法主要有以下几种。

绿豆海带汤：绿豆30克，海带20克，鱼腥草15克，白糖适量，煮熟，喝汤，吃海带与绿豆。每日1剂，连服6～7剂。适用于湿热型患者。

马齿苋汤：鲜马齿苋250～500克，洗净切碎，煎汤服食，每日1剂，连服5～7剂。适用于湿热型患者。

薏米豆汤：薏米30克，赤小豆15克，玉米须15克，煮熟。喝汤，食薏米、赤小豆。每日1剂，连服1周。适用于湿热型患者。

茯苓炖鱼：土茯苓30克，乌龟1只，一起炖烂。喝汤，吃龟，每日1次，服1周。适用于脾虚型患者。

瓜皮薏草汤：冬瓜皮30克，薏米30克，车前草15克，同煮熟，饮汤，吃薏米。每日1剂，服1周。适用于脾虚型患者。

36. 痤疮的食疗

痤疮是一种毛囊皮脂腺的慢性炎症。好发于青年男女颜面及胸背部。其病因与内分泌障碍、细菌感染、代谢紊乱、胃肠功能障碍等有关。临床表现为面部、胸背部散在的毛囊性丘疹，部分顶部可见小脓疱，破溃痊愈后可遗留色素沉着或凹陷性的瘢痕。有的还可形成结节或囊肿，常伴有皮脂过多、毛孔粗大。病程缠绵，往往此起彼伏，可迁延数年至10余年，一般至30岁左右可逐渐痊愈。

中医学称本病为肺风粉刺、面疮。临床上分为3型：肺经风热型，可见丘疹色红，或有痒痛；肠胃湿热型，可见皮疹红肿疼痛，或有脓疱，口臭，便秘等症状；脾虚湿蕴型，可见皮疹结成囊肿，或有食欲缺乏、大便稀溏。治疗则分别应疏风宣肺清热、清热化湿通腑、健脾化湿。痤疮的饮食疗法主要有以下几种。

山楂薏苡仁饮：生山楂50克，生薏苡仁30克，加水煎汁，加适量砂糖调味。

适用于脾虚湿蕴型患者。

芥菜大枣汤：芥菜 300 克，大枣 50 克，煲汤分次服食。适用于肠胃湿热型患者。

荸荠汤：鲜荸荠 500 克，金银花 30 克，加砂糖及水适量，煮沸 1 小时取荸荠汤，每日 1 次或分次服完。适用于肺经风热型患者。

冬瓜薏苡仁汤：冬瓜 300 克，薏苡仁米 50 克，煎汤代茶，每日 1 次，加适量砂糖调味。适用于肠胃湿热型患者。

红萝卜汤：红萝卜 200 克，洗净切片，大枣 10 枚，加清水 3 碗煲至 1 碗，1 日内分 2 ～ 3 次饮用，亦可加少量冰糖调味。适用于脾失健运型患者。

绿豆薏米汤：绿豆 30 克，生薏苡仁米 30 克，用文火煮烂，然后加糖适量，最后加入薄荷 5 克煮沸即可服饮。适用于肺经风热型患者。

枇杷菊石粥：枇杷叶 9 克，菊花 6 克，生石膏 15 克，用布包好，加水 3 碗煎成 1 碗，再加入粳米 60 克煮粥服食，每日 1 剂，连服 10 ～ 15 剂。适用于肠胃湿热型及肺经风热型患者。

第 5 章
中医食忌

◆忌饮食不辨寒热

◆食忌妄补

◆忌忽略发性

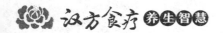

1. 忌饮食不辨寒热

"热无灼灼，寒无沧沧"是中医学食忌理论中关于食物温度应适中的具体论述。我们日常生活中的食品在食用时，有的温度要适当高一些，有的食品温度要低一些。

"热无灼灼"，指的是食物不要像沸腾的开水那样灼热伤人；"寒无沧沧"，指的是食物也不要像寒冰那样沧沧凉凉。食品寒温适中则阴阳协调，有益于身体健康，反之则会对身体造成损伤。

（1）寒热过极，阴阳失调有碍健康。人体的阴阳是相对动态平衡的，如果吃的食物温度过凉或过热，则会打乱阴阳的这种协调关系，影响人的身体健康，甚至会造成病态。

长期吃过热过烫的食品，可以对口腔、食管、胃内黏膜造成物理性损害，形成慢性口腔黏膜炎症、口腔黏膜白斑、慢性食管炎、慢性萎缩性胃炎等病症，症程日久，甚至可以发生癌变。如在饮酒或吸烟同时饮过热的茶水，则对上消化道、口腔等处损伤更大。

如果吃过于寒凉的食品，可使消化道内的温度急剧下降，胃肠的血管迅速痉挛、收缩，血流量减少，从而使生理功能失调，影响人体对饮食物的消化和吸收。同时还会使消化腺的分泌功能降低，胃酸、胃蛋白酶、小肠淀粉酶、脂肪酶及胆汁、胰酶的分泌减少，导致消化功能紊乱。尤其是小儿，因其脏腑娇嫩，脾常不足，如过食寒凉、嗜啖瓜果生冷，则会损伤脾阳、壅滞中州、气机升降失调。还可影响到脾胃的受纳及运化功能，以致造成不思饮食、呕吐流涎、腹泻便溏、消化不良、面黄肌瘦、营养不良、抵抗力差、易感外邪等病变。此外，胃肠道由于受到寒冷的刺激，可以变得蠕动失控、运动失调，日久可以诱发慢性胃痛、腹痛、腹泻及营养不良等病症。

（2）寒温适中，可有益健康。由于人们体质、生活习惯的不同，在饮食温度的选择方面也应顺应个体的差异。如有的人稍进温热食品即大汗淋漓；而有的人在进食较热的食品后自觉胸腹舒畅、身体舒适；有的人稍进寒凉食品就脘腹冷痛不舒、四肢不温、腰背酸痛；而有的人吃完寒凉食物后自觉神清气爽、体态安和。这些虽然是由于体质的偏寒与偏热造成的，但总应以适中为度，以免过则为灾。

寒温适中这一食忌原则，还要求食品温度也要顺应四时阴阳的变化。《饮膳正要》中说："春气温，宜食麦以凉之；夏气热，宜食菽以寒之……冬气寒，宜食黍以热性治其寒。"这段话说明，由于四时气候对人体的生理、病理有很大影响，所以，在不同季节，应选择不同的饮食品种及温度，以适应人体内阴阳的变化。

此外，寒温适中的食忌原则，对妇、幼、老、弱的预防保健和康复也有一定的积极意义。小儿属稚阴稚阳之体，纯阴纯阳，易寒易热，故饮食寒热不可过极，以免造成阴阳偏盛或不及；妇女在经期及胎前产后等特殊时期，饮食更应寒热适中，以免寒凝气滞血阻或温热助阳动血，造成痛经、经闭、宫寒不孕或胎动不安、早产、流产、胎萎不长等病症；老年人脾胃消化功能虚弱，食品应温暖熟软，忌寒凉黏硬，以免食物不化，吸收不良及精、津、气、血化源不足，造成营养不足，体质虚弱；体弱之人，虽有阴阳气血不足之分，但也应寒温适中，以免食物过寒过热，损其不足，益其有余，形成变症。

"热无灼灼，寒无沧沧"并不单纯指食品的温度，也包括食品的寒热性质。所以，了解和掌握常见食品的寒热属性，根据自己体质的差异，做到有针对性的忌口，也是中医食忌理论的重要内容。

我国的食忌文化源远流长，几千年以来积累了很多的经验。古人早已探明，食物不仅可以填饱肚子，还可以利用其偏性来防病治病、养生保健。李时珍在《本草纲目》中说："春食凉，夏食寒，以养阳；秋食温，冬食热，以养阴。"

在日常生活中，要根据阴阳偏盛的具体情况，分别选用寒、热及平性食物，以物之偏来调节人体阴阳的偏盛或不足，但应适可而止，勿使过度，"用寒远寒，用热远热"。

此外，在食品制作过程中，也应调节阴阳，使之不要寒热过极。例如：在助阳食品中，加入青菜、鲜笋、白菜、冬瓜、鲜果汁及各种瓜类甘润之品，这样能中和或柔缓温阳食物辛燥太过之偏。而在养阴食物中，加入花椒、胡椒、茴香、干姜、肉桂等辛燥调味品，则可克制或调和养阴食品滋腻太过之偏。正如《内经》所说："故智者之养生之，必顺四时而适寒暑，和喜怒而安居处，节阴阳而调刚柔。如是，则辟邪不至，长生久视。"

2. 食忌妄补

《素问·上古天真论》言："上古之人，其知道者，法于阴阳，和于术数，食饮有节，起居有常，不妄劳作，故能形与神俱，而尽终其天年，度百岁乃去。"饮食调理是中国传统养生术中极为重要的一个环节，"食饮有节"就是古代养生家总结出来的重要经验之一。所谓"节"就是指"节制"与"节度"，它包括饮食的种类要合理搭配、饮食的量要严格控制、饮食的冷热要适中、饮食的时间要有规律等内容。在食补过程中，如果饮食无节，不但起不到补益身体的作用，反而会对身体造成不同程度的伤害，甚至直接导致某些疾病的产生。正如《素问·太阴阳明论》所言："故犯贼风虚邪者，阳受之；食饮不节，起居不时者，阴受之。阳受之则入六腑，阴受之则入五脏。入六腑，则身热不时卧，上为喘呼；入五脏，则填满闭塞，下为飧泄，久为肠。"这是指贼风虚邪之害人，是从外界侵入，阳主外故阳先受之。阳明胃经之气行于三阳，阳受之则阳明胃腑病，阳明病则六腑之气皆病，所以说邪入六腑。阳明主人身之肌肉，故身热；阳主动，阳明受邪则躁动，故不能安卧；胃气上逆迫肺，故上为喘呼。食饮不节则伤脾，故曰阴受之。太阴脾经行三阴之气，所以太阴脾脏病则五脏都病，故阴受之则入五脏。脾病则运化失常，不能升清降浊，浊气不降就产生胸部满闷闭塞不通的症状；清气下陷，则发生消化不良的飧泄病，时间久了就成为肠病。所以食饮不节成为五脏病的直接内因。

《素问·经脉别论》言："故春秋冬夏四时阴阳，生病起于过用，此为常也。"食饮不节就包括了食物五味的过用，所以《素问·生气通天论》言："阴之所生，本在五味，阴之五官，伤在五味。是故味过于酸，肝气以津，脾气乃绝。味过于咸，大骨气劳，短肌，心气抑。味过于甘，心气喘满，色黑，肾气不衡。味过于苦，脾气不濡，胃气乃厚。味过于辛，筋脉沮弛，精神乃央。"《灵枢·五味论》则言："五味入于口也，各有所走，各有所病。酸走筋，多食之，令人癃；咸走血，多食之，令人渴；辛走气，多食之，令人洞心；苦走骨，多食之，令人变呕；甘走肉，多食之，令人心。"所以，过量偏嗜食物中的某一味，必然损伤五脏功能，令其产生上述种种病变。另外，如果过量摄入食物，暴饮暴食，同样会损害人的健康。如《素问·生气通天论》言："因而饱食，筋脉横解，肠为痔；因而大饮，则气逆。"就是指过量进食会导致胃肠充满、筋脉弛张，肠内若经常蓄积着不消化的水谷，那么筋脉就会长期处于弛张状态，可能形成疡或者痔疮。《素问·痹论》言："饮食自倍，肠胃乃伤"，暴饮暴食对肠胃的损伤是显而易见的，而胃又是五脏六腑之本，五脏皆禀气于胃，胃腑一病，全身脏腑功能的正常发挥将得不到保证，身体健康也就无从谈起了。所以《素问·厥论》言："胃不和，则精气竭，精气竭，则不营其四肢也。"

"食饮有节"体现在食物种类的合理搭配上，只有这样人体才能获得全面的营养物质，以维持生命活动的正常进行。所以，《素问·脏气法时论》言："毒药攻邪，五谷为养，五果为助，五畜为益，五菜为充，气味合而服之，以补益精气。"气味合而服之是食补中一个重要的原则，只有严格遵守这一原则，食物五味才能真正起到补益身体的作用。

3. 忌忽略发性

食物"发性"是中医食疗学的一个特殊概念，如果忽略了食物的这些特性，就能诱发疾病，引动宿疾。如果在生病服药，或病后调养期间，进食了与药相反或与病性相因的食物，就能削弱药力，加重病情。这就是食物的"发性"，这种具有发性的食物，又叫"发物"。这里的"发"有"与身为害"意思。

（1）食物"发性"的本质：实际就是食物性能被非常态运用时所产生的"与身为害"的作用。按食物性能"与药无殊"这一原理，如热性之体的人长久、大量食用热性食物，"以热益热"。这种食物的热性，就成了非常态性的"发（热）性"，而之于寒性人来说，这热性食物正好发挥出了它"寒者热之"的纠偏矫弊的功能，也就成了常态性的"食（药）性"。可见食物"发性"最终取决于食物的性能是否常态：非常态时为"发性"，常态时为"食（药）性"。

（2）根据中药"相畏"原理减轻或消除"发性"：所谓"相畏"就是指用某类食物的性能来减轻或中和另一类食物的性能，从而使得各扬其长。比如用糯米、饴糖、蜂糖等食物来滋养人体，如果不计后果，一味无原则使用，往往能启动其"发湿之性"，给身体造成损害。所以用滋润之品时，往往应佐用一些行气导滞之品，如扁豆、薏苡仁、橘皮、茴香等，以克服滋润之品阻遏脾胃气机而酿生湿浊痰饮的"发湿性"。

（3）通过对食物的加工来减轻食物的"发性"：对食物使用前的加工，往往可以减轻或消除食物的发性，这与中药经过炮制后可以减轻或消除毒副作用理出一辙。比如黑豆、黄豆、青豆等有很好的补肾益脾、延年益寿的作用，但是用整豆则很难消化，容易诱发气机阻滞、腹满胀气等"发性"的产生，影响了补益食性的正常发挥。如果将其用水泡、磨浆、加热、发酵、催芽等方法加工后，其食性明显提高，而"发性"得到有效遏制。如豆浆中的蛋白质消化率由整豆的 65% 提高到 85%，豆腐则提高到 96% 左右。再如蒸蛋、蛋花、荷包蛋、煎炒蛋、水煮整蛋的消化吸收率依次降低，而其发性依次增加，这些都是不同的加工制作方法对食物"食性"和"发性"所产生的不同影响。

发物的范围很广，在我们的日常生活中，属于发物类的食物按其来源可分为以下几类。

食用菌类：主要有蘑菇、香菇等。这类食物多为高蛋白食品，过食易致动风升阳，触发肝阳头痛、肝风眩晕等宿疾。此外，还易诱发或加重皮肤疮疡肿毒。

海腥类：主要有带鱼、黄鱼、鲳鱼、蚌肉、虾、螃蟹等水产品。这类食品大多咸寒而腥，对于体质过敏者，易诱发过敏性疾病发作，如哮喘、荨麻疹等。同时，也易催发疮疡肿毒等皮肤疾病。

蔬菜类：主要有竹笋、芥菜、南瓜、菠菜等。这类食物易诱发皮肤疮疡肿毒。

果品类：主要有桃子、杏等。前人曾指出，桃多食生热、发痈、疮、癣、痫、虫疳诸患；杏多食生痈疖，伤筋骨。

禽畜类：主要有公鸡、鸡头、猪头肉、鹅肉、鸡翅、鸡爪等。这类食物主动而性升浮，食之易动风升阳，触发肝阳头痛、肝风眩晕等宿疾。此外，还易诱发或加重皮肤疮疡肿毒。鸡蛋虽不属发物，但也不宜多吃，一般一天不宜超过 2 个，尤其是肝炎、过敏、高血脂、高热、腹泻病人。原因是鸡蛋内含大量蛋白，但它们属于异性蛋白，有相当一部分人吃了异性蛋白后出现病态反应。

此外，属于发物的还有獐肉、腐乳、酒酿及葱、椒、韭等。现代临床研究还证实，忌食发物在外科手术后减少创口感染和促进创口愈合上也具有重要意义。

发物能诱发或加重某些疾病，但另一方面，由于发物具有的催发或诱发作用，食疗上还用于治疗某些疾病，如麻疹初期，疹透不畅，食用蘑菇、竹笋等发物，可起到助其透发，缩短病程的作用。又如多食海腥发物以催发牛痘等，都是利用了发物具有的诱发作用。

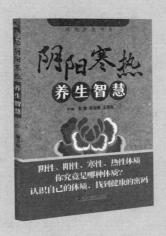

定价：29.50 元

内容提要

　　本书为"传统养生书系"的一个分册，由十余位养生专家共同精心编写。编者在中医阴阳寒热理论的基础上，讲解不同体质人群不同的养生方式，介绍使身体阴阳平衡、寒热进退的调养方法，指导读者春夏养阳、秋冬养阴，用温凉寒热不同属性的食物调节身体达到平衡。在养生经铺天盖地的今天，本书将为您展示更加个性化的中医传统养生理念，帮助您进一步了解自身体质，找到真正适合自己的养生保健方式。

　　本书既有理论阐述，又有传统方法和临床实践经验，深入浅出，适合读者反复研读。

全国各大书店及网上书店均有销售
邮购热线：010-63583170，63581131

出版社官方微店

出版社天猫旗舰店

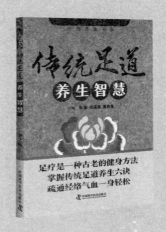

定价：29.50元

内容提要

  本书为"传统养生书系"的一个分册，由十余位养生专家共同精心编写，其主要特色在于将中医传统经络系统与足反射区理论完美地融合在一起。编者详细介绍了足道养生疗病的传统穴位、传统功法、手法、方剂及足部反射区，内容比单纯反射区足疗更加丰富、翔实，还特别介绍了足道保健的手法，可供健康者选择使用。在养生经铺天盖地的今天，本书将为您展示更加个性化的中医传统养生理念，教您轻松掌握传统足道养生要诀，疏通经络气血一身轻松。全书共有300余幅插图，图文对照更易于读者掌握与操作。

全国各大书店及网上书店均有销售
邮购热线：010-63583170，63581131

出版社官方微店

出版社天猫旗舰店